ケアプランに活かす

嚥下障害イラストブック

武原 格 編

三輪書店

執筆者一覧

■編集

武原　　格　（国際医療福祉大学 化学療法研究所附属病院リハビリテーション科，医師）

■執筆 （執筆順）

武原　　格　（国際医療福祉大学 化学療法研究所附属病院リハビリテーション科，医師）
齋藤　正洋　（東京都リハビリテーション病院，作業療法士）
溝越　啓子　（東京都リハビリテーション病院，歯科衛生士）
小川　　彰　（東京都リハビリテーション病院，脳卒中リハビリテーション看護認定看護師）
佐藤かおり　（東京都リハビリテーション病院，脳卒中リハビリテーション看護認定看護師）
飯原由貴子　（国立病院機構 千葉医療センター，摂食・嚥下障害看護認定看護師）
小島　　操　（居宅介護支援事業所 ケアマネウイズだいこんの花，主任介護支援専門員）
室田由美子　（(株)東京リハビリテーションサービス 東京リハビリ訪問看護ステーション，言語聴覚士）
白坂　誉子　（セントマーガレット訪問看護ステーション，摂食・嚥下障害看護認定看護師）
寺尾　　洋　（東京都リハビリテーション病院，摂食・嚥下障害看護認定看護師）
高崎　良子　（東京都リハビリテーション病院，皮膚・排泄ケア認定看護師）

序　文

　私たちは，食べることが大好きです．いつもおいしい食べ物を食べ，飲み物を飲むことを当たり前に思って生活をしています．しかし，世の中には食べ物を食べることがおいしい当たり前のことではなく，食べることが命を落とす危険な行為となってしまう人たちもいます．

　2011（平成 23）年から，肺炎は日本人の死因の第 4 位から第 3 位に上昇しました．その中には，食べることの障害（嚥下障害）による肺炎も多く含まれます．食べることの障害によって生じる肺炎を誤嚥性肺炎と呼びます．今，この嚥下障害と誤嚥性肺炎は世間の注目を集めています．

　誤嚥性肺炎を生じる嚥下障害の人たちは，食べ物が誤って口から気管や肺に入ってしまうため，安全に口から食べ物を食べることが難しい状態になっています．そのため，病院では鼻から胃まで管を入れて栄養剤を入れるか，胃瘻を造って直接栄養剤を胃に入れるか，胸の近くに皮下埋め込み型ポートといわれるものを埋め込む手術をして，点滴で栄養を入れるなどの治療をします．

　そのような状態で在宅生活することで，誤嚥性肺炎の危険性は少なく，安全に身体に必要な栄養を入れることができます．でも，想像してみてください．もし，自分たちが口から何も食べずにずっと生きていくとしたら…．食べることは，生きるのに必要な栄養や水分をただ取るだけのものではありません．食べることは，生きていく楽しみの一つでもあります．そのような楽しみを，安全にいつまでも続けていくことができたら，どんなによいでしょう．なにもすべての栄養や水分を口から取りましょうとは言いません．何か数口でも食べて「おいしい」と言ってくれたら，周りの人たちも含めてどんなにうれしいことでしょう．

　病院では食べることが難しいと言われた人たちの中には，在宅生活をしている中でゆっくりと状態がよくなって，食べることができるようになってくる人たちがいます．そのような状態の変化に，ぜひケアマネジャーの方々は敏感に気づいてあげてください．そして，タイミングよくケアプランの見直しや医療機関での嚥下機能の再評価など，積極的に利用者や家族の支えとなってあげてください．地域の医療関係者と話をするためには，ある程度知識が必要です．一方で，実際に嚥下障害の評価や治療をするのは，各医療職の人たちです．治療をする必要はありませんが，医療者の話がわかる，ある程度の専門用語が理解できると仕事の楽しみは広がります．

　少しとっつきにくい，でも大切な嚥下障害について，本書が少しでも役立ち，利用者に寄り添うケアプランの作成に活用されることを期待します．

2015 年 3 月吉日

武原　格

目 次

執筆者一覧 ………………………………………………………………………………… ii
序　文 ……………………………………………………………………………………… iii

第1章　初めに知っておきたい基本知識

1. 飲み込みのしくみを知ろう ………………………………………… 武原　　格　2
2. 飲み込むことを難しくさせている原因を知ろう ………………… 武原　　格　6
3. 利用者の身体の状態を知ろう―何をみる？ ……………………… 齋藤　正洋　9
4. 口の中の状態を知ろう―口を開けると何がみえる？ …………… 溝越　啓子　14
5. 飲み込みの異常に気づくポイントは？ …………………………… 小川　　彰　20
6. スクリーニング検査について知ろう ……………………………… 佐藤かおり　26
7. 病院で行われる検査について知ろう ……………………………… 武原　　格　29
8. お薬が飲み込みに与える影響を知ろう …………………………… 武原　　格　31

第2章　利用者さんから嚥下のことを相談されたら，もしくは疑うとき

1. 相談からの一連の流れ ……………………………………………… 飯原由貴子　34
2. 嚥下障害などの困りごとをケアプランに組み込むとき ………… 小島　　操　44
3. 病院に相談する前に―ここは押さえておこう …………………… 武原　　格　49
4. 訪問言語聴覚士の仕事を知ろう …………………………………… 室田由美子　52
5. 知っておくと便利な相談窓口 ……………………………………… 武原　　格　55

第3章 家族や介護者にもできる口腔ケア・嚥下リハビリと注意点

- **1** 口腔ケアの実際 ……………………………………………… 溝越　啓子　58
- **2** 自宅でできる「食べる練習」 ……………………………… 室田由美子　66
- **3** 「食べる」を支える介助のコツと注意点 ………………… 白坂　誉子　72
- **4** 知っておきたいリスク管理について ……………………… 寺尾　　洋　80
- **5** 胃瘻周囲の皮膚トラブルへの対処 ………………………… 高崎　良子　85
- **6** 下痢への対応はどうする？ ………………………………… 高崎　良子　89

嚥下関連用語集 ……………………………………………………………………… 94

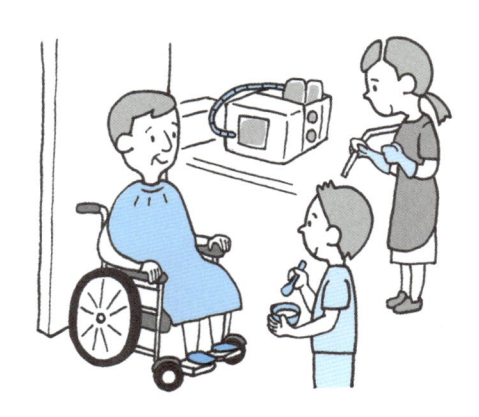

ケアプランに活かす嚥下障害イラストブック

第1章

初めに知っておきたい基本知識

1 飲み込みのしくみを知ろう

2 飲み込むことを難しくさせている原因を知ろう

3 利用者の身体の状態を知ろう―何をみる?

4 口の中の状態を知ろう―口を開けると何がみえる?

5 飲み込みの異常に気づくポイントは?

6 スクリーニング検査について知ろう

7 病院で行われる検査について知ろう

8 お薬が飲み込みに与える影響を知ろう

第1章 初めに知っておきたい基本知識

1 飲み込みのしくみを知ろう

　私たちは特に何も気にすることなく，毎日食べ物や飲み物を食べたり飲んだりしています．でも嚥下障害を持つ人たちはそれがうまくいきません．ここではまず，普段私たちが意識せず上手に行っている飲み込み（嚥下）のしくみについて，理解していきましょう．

　嚥下を六つの段階に分けてそれぞれみていきます（図1）．

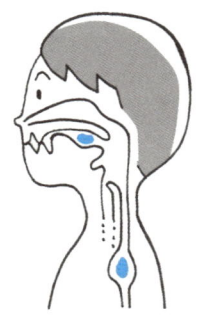

図1　嚥下について
目で食べ物を見て口に取り込み，のど・食道を通って胃に運ばれる．

1 食べ物の認識

　まず，食べ物をみて「おいしそうだな」「食べたいな」など，口に入れる前に食べ物について連想することから始まります．つまり，食事を介助して食べさせるときも，いきなりスプーンを口に入れるのではなく，スプーンにのっている食べ物をみせて，食べ物の味を連想させ，唾液を出し，食べる準備を整えていきます（図2）．

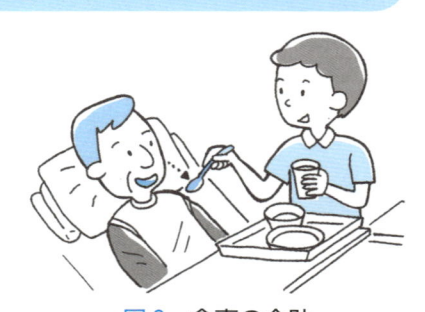

図2　食事の介助
食べ物をしっかりと目で認識させる．

2 食べ物の口への取り込み

　食べ物を口にしっかりと入れる段階です．食べ物が口からこぼれると，十分な量の食べ物や水分が体に入っていきません．脳梗塞などでは，十分に口が開かず食べ物を口に入れることが難しい場合（図3）や，逆に口がしっかり閉じないために，食べ物を口に入れても口からこぼれることがあります（図4）．

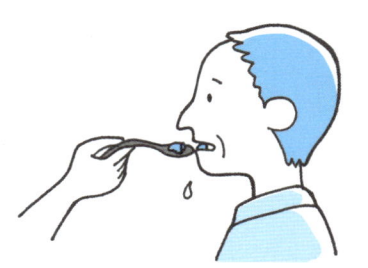

図3　食べ物の取り込み困難
口が十分開かず食べ物を口に取り込めない．

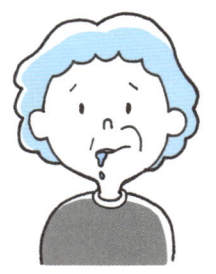

図4　口唇閉鎖不全
顔面神経麻痺などで口から食べ物がこぼれてしまう．

③ 咀嚼と食塊形成

　少し難しい言葉ですが，咀嚼とは口に取り込んだ食べ物をしっかりと噛んで，食べ物を飲み込みやすい大きさまで小さく砕いていくことを指します（図5）．その際，食べ物は歯と舌により唾液と上手に混ざり合わされ，食塊と呼ばれる，飲み込みやすい形に整えられていきます（図6）．もし義歯（入れ歯）を使っている場合は，咀嚼するためには義歯がしっかりと入っていなければいけません．義歯が壊れていないか，不適合（しっかりとはまらないこと）がないかを確認することは大切なことです．

　また食塊形成をするためには，唾液がしっかりと出る状態に口の中を整えることが大切です．口から何も食べていない状態が長く続くと，口の中は唾液が分泌されず，乾燥してしまいます．唾液が分泌されない状態が長く続くと，歯周病や虫歯の原因にもなります．日頃からの口腔ケアはもちろん大切ですが，食べる前にもしっかりと口の中を清潔にケアしてから食べることで，唾液の分泌が促され，食塊を形成しやすい状態になります．

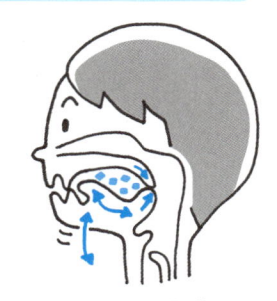

図5　咀嚼
歯で食べ物を小さく砕く．

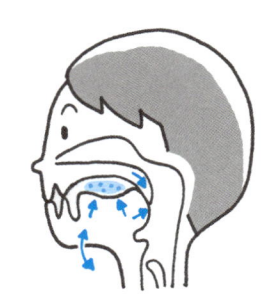

図6　食塊形成
小さく砕かれた食べ物と唾液を上手に混ぜ合わせる．

④ 食塊の口からのどへの送り込み

　飲み込みやすい形の食塊ができ上がったら，これを飲み込むために，口の中で舌を使ってのどへと送り込みます．そのとき，舌の先端は口の中の上の硬口蓋と呼ばれる場所に押

しつけられています（図7）．舌が硬口蓋にしっかりと押しつけられていないと，次の「ゴックン」という嚥下反射につながっていきません．他にも，舌の側方も盛り上がり，舌から食塊がこぼれないようになり，頬にも力が入り歯や歯肉と頬の間に食塊が落ち込まないように動きます．頬を膨らましたり，すぼめたり，口を尖らせたり，舌を前に出したり，左右によく動かすなど，口や頬，舌の運動を行うことでスムーズに食塊を口からのどに送り込む練習になります．さらに日頃から，話をする，歌を歌うなど口や舌をよく動かすことも大切な練習になります．

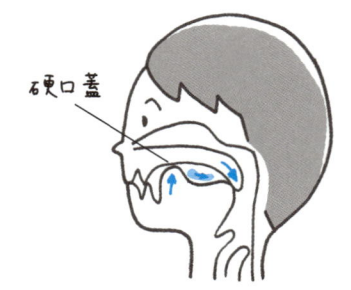

図7　口からのどへの送り込み
舌の先を硬口蓋に押しつけて，食塊をのどへと送り込む．

5　嚥下反射

　一般に「ゴックン」して，といわれる段階です．食塊がのどを通って，食道に運ばれるまでを指しています．嚥下反射の瞬間をみていると，のどが前上方に一瞬上がって戻ってくるのが観察できます．特に男性は喉仏があるのでわかりやすいです．食塊がのどを通過することを咽頭通過と呼びます．通常，咽頭通過時間はとても短く，0.5秒程度といわれています．しかし，この0.5秒程度の短い時間に，食塊がのどから食道に入らず，誤って気管に入ってしまうと誤嚥を生じます．たくさんの食塊を誤嚥すると誤嚥性肺炎になり，熱が出て，呼吸が苦しくなり，病院に入院して治療しなければいけなくなる場合があるため，嚥下反射はとても重要な段階です．では，このほんの0.5秒程度の嚥下反射の間に何が行われているのでしょうか．

　食塊が口からのどに達すると，嚥下反射が始まります．嚥下反射が生じると，呼吸のときには開いている二つの扉を閉めます．つまり，嚥下反射の瞬間は，呼吸を無意識にとめていることになります．まず1つ目の扉である，鼻とのどの間の空気の通り道である軟口蓋が上に持ち上がり鼻とのどの間を塞ぎます（図8）．これにより，食塊が口から鼻に逆流してしまうことを防いでいます．そして，食塊がのどを通過するときに誤って気管に入り込まないように，喉頭蓋が気管を塞ぐように倒れ（喉頭蓋の反転），食塊を食道へと導きます（図9）．嚥下

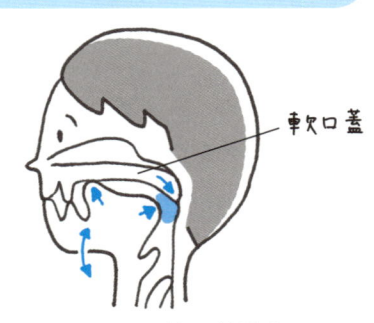

図8　軟口蓋挙上
鼻とのどの間の空気の通り道である軟口蓋が挙上して食塊が鼻に逆流するのを防ぐ．

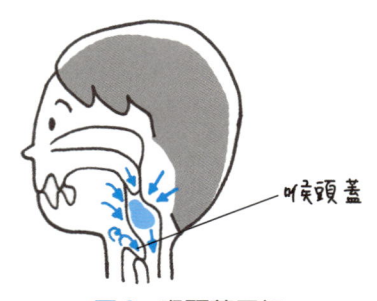

図9　喉頭蓋反転
喉頭蓋が反転することで食塊が気管に入るのを防ぐ．

反射とは，このような複雑な動作を 0.5 秒程度というほんの一瞬で行っているのです．そのため，食塊がのどに入ってくるタイミングと嚥下反射のタイミングがほんの少しずれると，食塊の一部が気道に入り込むためむせます．

6 食道内通過

無事，食塊がのどから食道に運ばれたら，食道の蠕動運動と呼ばれる，食道の動きによって食塊は胃へと運ばれます（図10）．食塊が食道から胃に運ばれるためには，蠕動運動が重要ですが，他にも重力とも関係しています．そのため，横になっているときよりも，座っているときのほうが食道内の食塊の通過は良好です．さらに食後もしばらくの間座っていることが大切で，横になると胃と口が水平になるため，胃に入ったものが口に逆流する胃食道逆流（図11）が起こりやすくなります．また，高齢者で背中が丸くなっている円背の場合は，食道が蛇行しており食道内の通過が不良なことが多く，さらに胃食道逆流も生じやすいです．また食道の第二狭窄部と呼ばれる部分は大動脈や気管支が交差しているために狭くなっており，食塊の通過不良を起こしやすいです（図12）．

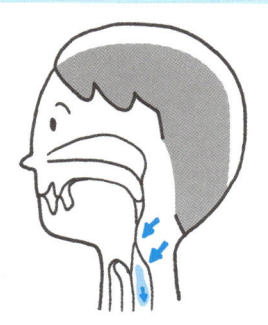

図10 食道内通過
食塊は食道蠕動により胃へと運ばれる．

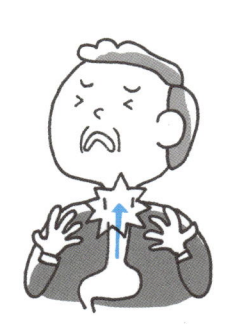

図11 胃食道逆流
食塊が胃から食道に逆流し誤嚥を生じることがある．

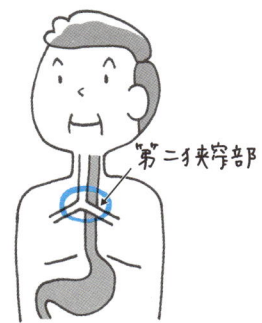

図12 第二狭窄部通過障害
食塊が第二狭窄部で引っかかり，胃に運ばれにくくなることがある．

＜参考文献＞
1) 藤島一郎（編著）：ナースのための摂食・嚥下障害ガイドブック．中央法規出版，pp2-11，2005
2) 藤島一郎：口から食べる 嚥下障害 Q&A 第4版．中央法規出版，pp16-35，2011

第1章 初めに知っておきたい基本知識

2 飲み込むことを難しくさせている原因を知ろう

ここでは，飲み込むことを難しくさせている嚥下障害の原因について説明します．嚥下障害の原因をここでは大きく①器質的原因，②機能的原因，③医原性の三つに分けました（表1）．

表1　嚥下障害の原因

器質的原因	機能的原因	医原性
口腔や咽頭の腫瘍	脳卒中	薬による影響
口腔や咽頭の手術後	脳腫瘍	経鼻経管カテーテル
扁桃炎	脳外傷	気管内挿管による声帯麻痺
頸椎骨棘による圧迫	パーキンソン病	その他
食道炎	筋萎縮性側索硬化症	
食道の腫瘍	ギランバレー症候群	
食道裂孔ヘルニア	重症筋無力症	
食道への大動脈瘤などによる外からの圧迫	筋ジストロフィー症	
その他	その他	

1 器質的原因

器質的原因とは，嚥下に関わる舌やのど（咽頭や喉頭），食道などの炎症や腫瘍などによって，構造が変化したために動きが悪くなる場合や食塊の通り道が狭くなり通過しにくくなってしまうため，嚥下障害を生じるものです．代表的なものとして，口の中やのど，食道の腫瘍が挙げられます．舌癌の手術後に舌が短くなり，食塊を口からのどに運べなくなるケースや，扁桃が腫れる扁桃炎などにより食塊がのどに運ばれる通路が狭くなることで，飲み込みづらくなるケースなども含まれます．他にも，首の骨（頸椎）の出っ張り（骨棘）により喉頭蓋の反転ができなくなる（図1），食道内を食塊が通過しにくくなる場合

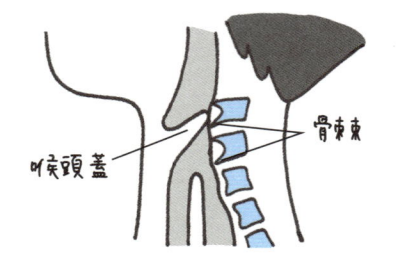

図1　骨棘による喉頭蓋反転困難
骨棘により喉頭蓋が反転できないため嚥下反射も困難となる．

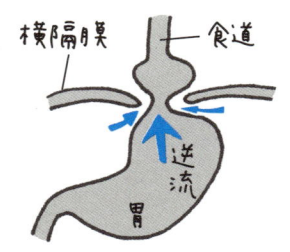

図2　食道裂孔ヘルニア
食道裂孔ヘルニアにより胃の一部が横隔膜より上にいき，胃食道逆流を生じやすくなる．

や，食道裂孔ヘルニアにより胃食道逆流（図2）が生じやすくなっている場合も含まれます．これらの器質的疾患による嚥下障害は，手術によって原因を取り除くことで消失することもあり，嚥下障害の原因を見つけることは重要です．

② 機能的原因

機能的原因とは，舌やのど，食道などの嚥下に関わる部位の構造的な問題はないものの，それらがうまくタイミングよく動かすことができないために嚥下障害を生じるものです．代表的なものとしては，脳出血や脳梗塞，くも膜下出血などの脳卒中やパーキンソン病，筋炎などが挙げられます．他にも悪性腫瘍に対する放射線治療などが原因となることもあります．

構造的な問題はないため，食塊の通過などに問題はないのですが，食塊がのどに送り込まれたときに，軟口蓋が上がらずしっかりと鼻とのどの間を塞ぎ切れない（軟口蓋挙上不全）ために食塊が鼻のほうに流入する場合（図3）や，食塊がのどに達しても嚥下反射がなかなか生じないために，喉頭蓋の反転が間に合わず食塊が気管へと誤嚥（図4）するなどの状態を生じるため，誤嚥性肺炎の原因にもなります．これらの原因に対しては，嚥下のリハビリテーションが有効な場合もあり，嚥下のリハビリテーションができるようにケアプランを立案することが大切です．

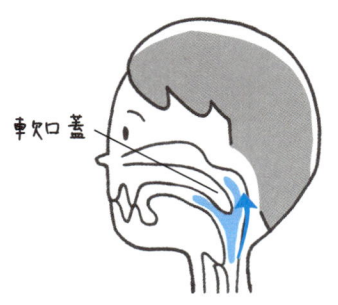

図3 鼻腔への流入
軟口蓋挙上不全により食塊の一部が鼻腔へ流入する．

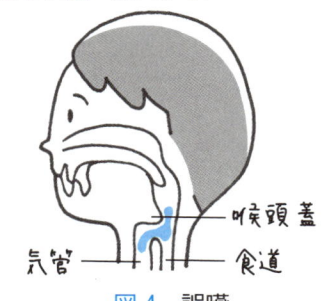

図4 誤嚥
嚥下反射と食塊の動きのタイミングがずれて誤嚥を生じる．

③ 医原性

医原性による嚥下障害とは，本来であれば嚥下障害を生じることはないのですが，さまざまな医療的処置が原因で嚥下障害を生じているものです．嚥下障害を持つ人は，多くの薬を内服していることが少なくありません．これらの薬の中には，嚥下に対して悪影響を及ぼす危険性を含んでいるものがあります．詳しくは「お薬が飲み込みに与える影響を知ろう」（第1章-⑧）を参照してください．

また嚥下障害により，口から必要な栄養や水分を取ることができないため，鼻から胃までチューブが挿入され，栄養や水分の管理が行われていることがあります．このチューブが嚥下障害の原因となっていることもあります．鼻から胃に挿入されているチューブが喉頭蓋付近で交差していると，嚥下反射のときに喉頭蓋の反転をチューブが邪魔をして，喉頭蓋が十分に反転できなくなります（図5，図6）．もし，このようにチューブが喉頭蓋付

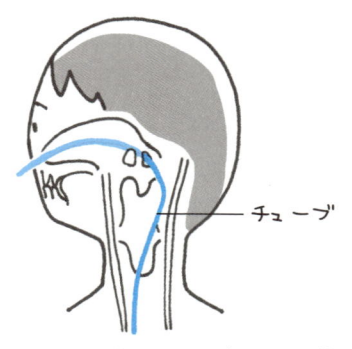

図5 経鼻チューブによる嚥下反射阻害

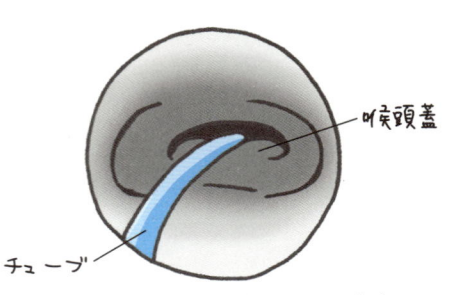

図6 喉頭蓋の上を経鼻チューブが通過
喉頭蓋の上をチューブが通過すると嚥下反射のときに喉頭蓋の反転が阻害され，誤嚥を生じることがある．

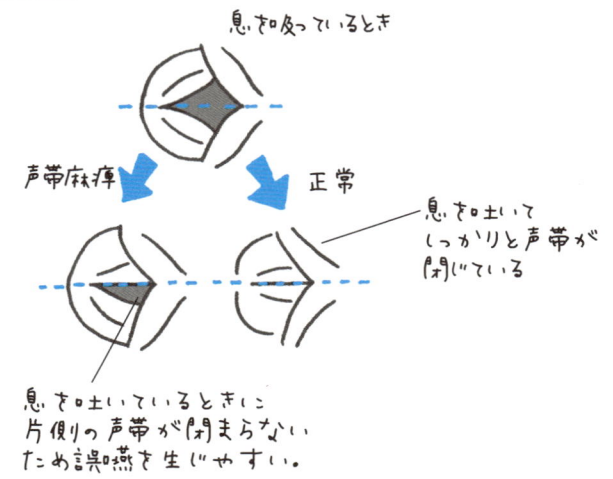

息を吸っているとき

声帯麻痺　　正常

息を吐いてしっかりと声帯が閉じている

息を吐いているときに片側の声帯が閉まらないため誤嚥を生じやすい．

図7 声帯麻痺
片側の声帯麻痺により声帯閉鎖が不十分だと気道の防御機能が低下する．

近を交差して通過し，喉頭蓋の反転が不十分な状態で口から食べ物を食べる訓練をすると，誤嚥を生じる危険性は非常に高くなります．特に，挿入されているチューブが太ければ太いほど喉頭蓋の反転を邪魔するため，誤嚥の危険性は増加します．

　他にも手術などで気管内にチューブを挿管したために声帯麻痺（図7）を生じ，嚥下障害の原因になっていることもあります．声帯麻痺は，それだけで必ずしも嚥下障害を生じるわけではありません．しかし，声帯麻痺があると誤嚥を防ぐための気道内の圧を十分に上げられないため誤嚥を生じやすくなります．体力低下など他の要因を合併していると，声帯麻痺が嚥下障害の原因の一つになることもあります．

　これらの医原性による嚥下障害の中には，比較的容易に原因を取り除くことができるものもありますので，医師や看護師に相談するようご家族に話をされることをお勧めします．

＜参考文献＞
1) 武原　格：嚥下障害の評価．*MB Med Reha* **88**：1-7, 2008

第 1 章　初めに知っておきたい基本知識

3　利用者の身体の状態を知ろう —何をみる？

1　はじめに

　食べること，飲むことに支障をきたす高齢者や障害のある方に対し，口腔やのどの機能障害を疑う人が多いのではないでしょうか？　嚥下障害と聞いて多くの方々は，飲み込みに関係するのは「口から食道」までの機能で，そこだけをみようとしませんか？　本当にそこだけでしょうか？

　実際に食事をしている姿勢はどうでしょうか？　足や太もも，お尻でしっかりと重心を受け，姿勢を整えられる状況でしょうか？　椅子の高さやテーブルの高さは適切でしょうか？　上肢や上半身はうまく動かせていますか？　使用しているカトラリーは適切なものでしょうか？　食べ物を適切な大きさにすることができているでしょうか？　意識，認知面はどうでしょうか？

　実はたくさんの事柄が，食べること飲み込むことに影響しています．

2　全身をみる

　一般的に嚥下障害のある方が食事を取る際に勧められる姿位（姿勢の位置）は，30・60度ギャッジアップ姿位などが誤嚥を防ぐには有効であるといわれています．しかしながら，在宅生活や施設で生活されている高齢者の多くは，椅子や車いすなどに腰かけ，座位（座った姿勢）で食事を取っている方がほとんどです．ここでは食事の際の姿勢，特に座位姿勢がどのように食事に影響し，食べやすさ，飲み込みやすさに影響を及ぼしているかについて触れ，利用者の全身状態をどのようにみていけばよいのか，ポイントを述べながら進めていくこととします．

1．頸部・体幹・骨盤

　私たちが座位姿勢をとったときの頭から骨盤までの脊柱の湾曲をみてみましょう（図1）．実は脊柱はまっすぐな棒のような状態になっているのではなく，前後にS字の湾曲を描いています．この湾曲があることによって，靭帯や関節に負担がかからず頭部をアップライト（直立）に保持できています．

　では，この座位姿勢で正しく座れている際の重心は，どこに

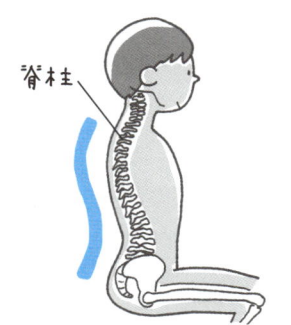

図1　脊柱の湾曲

9

位置しているのでしょうか？　重心線は，骨盤の坐骨結節という臀部左右にある突起のやや後ろ側におりています(図2)．重心がやや後ろ側におりるということは，骨盤は後傾しやすい，俗にいう仙骨座り(図3)の姿勢になりやすいのです．正しい姿勢を保つためには脊柱起立筋群(図4)がしっかりと活動していることが重要になります．この筋群を活動させたり，ゆるめたりしながら私たちは座位姿勢を保っています．

　では，仙骨座りの際に脊柱はどのような形になっているでしょうか．図3をみていただけるとわかるように，C字のカーブを描いていることがわかります．高齢者の多くは，長時間，脊柱起立筋群を活動させて座っていることが難しくなってきます．なおかつ頭部の重みにより，前下方に倒れていき，いっそうその重みが脊柱起立筋群にのしかかっていくことになります．

　この姿勢で高齢者は食事を食べることができるでしょうか？　先行期では食事の内容の確認（第1章-5参照）をするために，頸部を伸展させるような（顎を上げるような）姿勢となります(図5)．もしこの姿勢で食べ物を飲み込むと，のどの部分が非常に狭くなり飲み込みにくいことがおわかりになると思います(図6)．頸部を常に伸展しておくと，頭部の重みで頸部の伸展筋群（首の後ろの筋肉）に負担がかかり，重力に抗しなければならないために，徐々に前かがみに倒れてしまうことになります．頭部が下方を向いてしまうと，食べ物をのどへ送り込む際に食塊は重力方向に抗して，一度持ち上げるような動きが必要になります(図7)．舌による強い陰圧が必要となるため，この姿勢では頸部への負担や送り込み

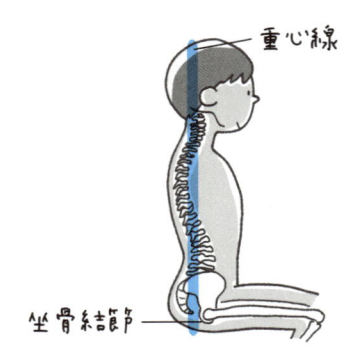

図2　重心線と坐骨結節

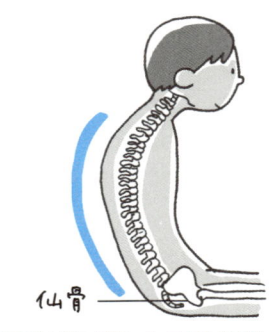

図3　骨盤が後傾した座位姿勢（仙骨座り）

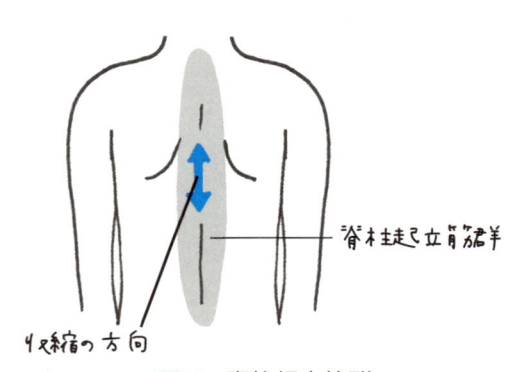

図4　脊柱起立筋群

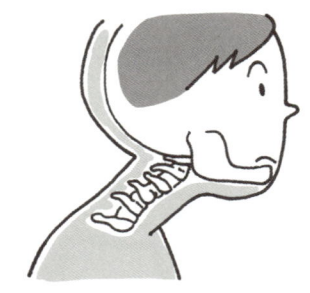

図5　頸部伸展位
顎を上げて食事を見ようとする．

1-3 利用者の身体の状態を知ろう―何をみる？

の動作による疲労により，食事がすすまなくなってしまいます．

では次に，脊柱がC字のカーブを描いた状態のまま，頭部をアップライトに保たせるように，臀部を前にずらした姿勢（いっそうの仙骨座り）にすると，頭部は過度な屈曲位（顎引き姿勢）となります（図8）．また頭部とテーブルとの距離が離れてしまい，箸やスプーンの操作が拙劣となり，口元に食べ物を運ぶ際のこぼしも増えてしまいます．

頸部の過度な屈曲も飲み込みに困難さをきたします．またこぼしが多いとの理由で，自力摂取から介助による摂取へと変更を余儀なくされる可能性もあります．

2. 上肢

上肢を最大限に使用するためには，体幹や頭部の安定性が必要になります．もし安定していなければ，上肢はどのように使用されるでしょうか？

椅子や車いすに座っている際に，アームレストや車いすのハンドリムから手を離さない（離せない）方が時々いらっしゃると思います．多くの場合，その手を離

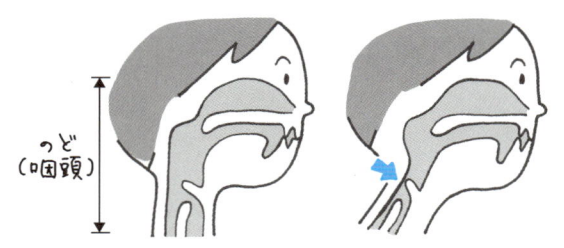

図6 頸部の角度によるのどの狭窄

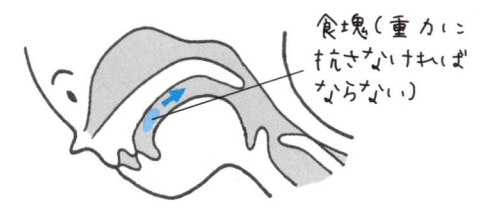

図7 顔が下を向いたときの食塊の流れ

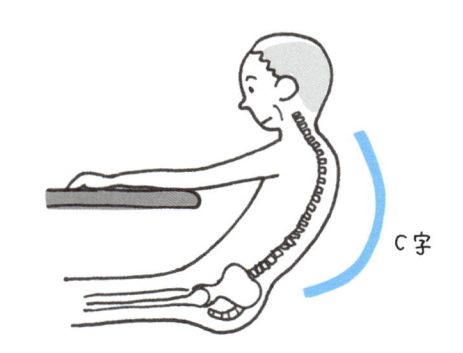

図8 頸部屈曲位
顎を引いて食事を見ようとする．

してしまうと，今とっている姿勢が崩れてしまうこと（崩れてしまいそうな気持ちが働いてしまっていること）に起因しています．また，忘れてはならないのが，食事の場合，前のほうに手を伸ばすという動作が多いことです．手を前のほうに伸ばせば，坐骨結節より前に重心は移動し，足部での体重支持が必要となります．足が床に接地していない場合，この動作は困難になってしまいます．

操作するための手（箸やスプーンを使用する手），固定するための手（食器の固定や操作を行う手にあてがう手）として使用するためには，頭部や体幹の安定性を最初につくることが大切です．

11

3 ポジショニングの大切さ（食べやすくする工夫）

　筆者は訪問リハビリテーションを生業として活動をしていますが，多くの高齢者や障害者が在宅生活で適切ではない姿勢で食事を取っている，または取らされていることが多いです．

　上記に述べた姿勢を修正するために，ポジショニングの改善を図ったケースを例に挙げて，説明を行っていきます．

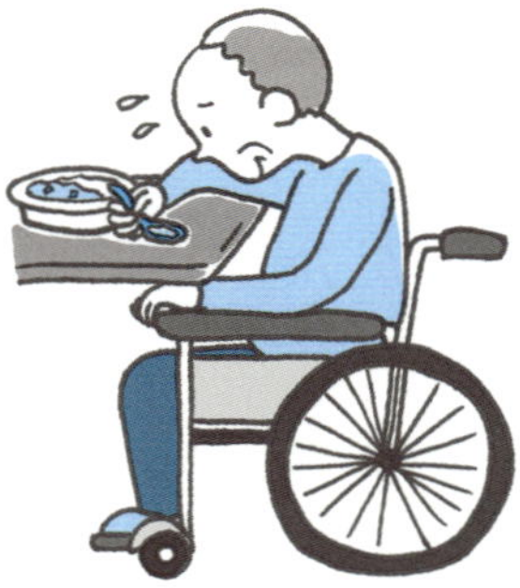

症例：アルツハイマー型認知症，70歳代，男性

　標準型車いすに座り，妻の見守りのもと，自らスプーンで食事を口に運ぶ．姿勢は脊柱がC字のカーブを描き，頭部は下のほうに向いてしまう（図9）．口いっぱいに詰め込み，詰め込んだ一部がのどまで達することで，なんとか飲み込むといった動作を繰り返す．1食に約2時間かかることもある．

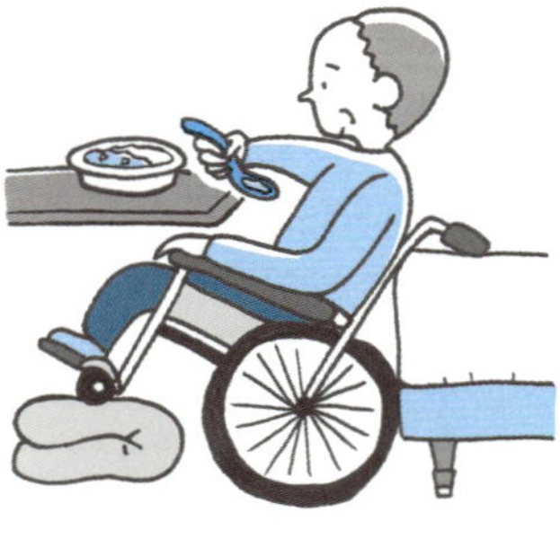

修正ポイント

　修正のポイントは先に述べた，脊柱のカーブをいかに修正し体幹・頭部を安定させ，頭部をアップライトに保たせるかになります．本ケースの場合，数回に分けて修正を行っていきました．最初に訪問した際には，上記の図9の姿勢を改善し，現状の福祉用具でいかに工夫して食べていただくかがポイントでした．そこで，まず，仙骨座りを修正するべく，骨盤を車いすのバックレストの位置にまで後退させ，次に下方に向いた頭部をアップライトにするために，車いす前輪をキャスター上げするように持ち上げていきました．頭部は地面に対し，アップライトな状態を保てる位置にまであがった後，本ケースが乗った車いすが後方に転倒しないよう，前輪下には座布団を敷き込み，後方はベッドに車いすがもたれるように配置しました（図10）．

　この工夫によって，食事のスピードは40分程度に改善されました．この姿勢でしっかりと食事が行えることが評価できたので，その後，ティルトリクライニング型車いすを導入し，体幹・頭部の安定性をいっそう高めました（図11）．

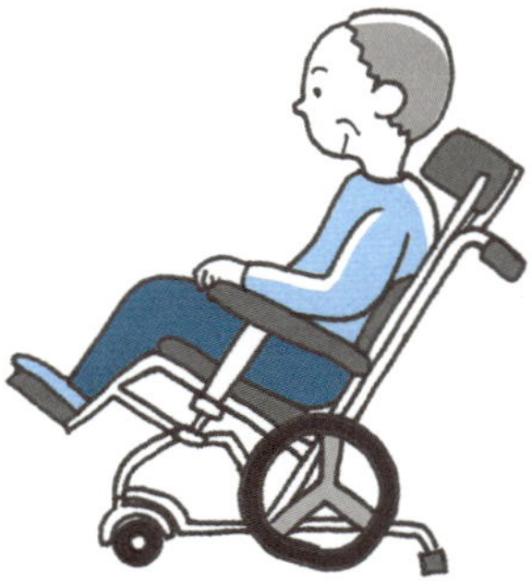

図9　症例の座位姿勢
円背で顔が下を向いている状態．口に取り込んだものを飲み込めないために，食べ物を詰め込んでしまっていた．

図10　評価時の姿勢
頭部がアップライトになり上肢が動かしやすく飲み込みのしやすい角度を見極める．

図11　ティルトリクライニング型車いすに座った姿勢

4 まとめ

　頸部・体幹機能を補い座位を補助する福祉用具や上肢機能を補助する福祉用具が，巷にはたくさんレンタル，販売されるようになってきました．しかしながら，食事動作に関しては支援者が見過ごしてしまうことが多く，利用者に適したものを適切にマッチングできるコーディネーターも非常に少ないことから，ご家族が試行錯誤していることも多々見受けられます．

　食事は高齢者にとって，栄養を摂取するという面やQOLを高める面から考えても重要な活動です．多くの支援者が見過ごさずに適切な福祉用具をマッチングできるよう心がけていくことも，利用者の生き生きとした生活につながっていくと思います．

第1章 初めに知っておきたい基本知識

4 口の中の状態を知ろう —口を開けると何がみえる？

　ここに挙げた名称と場所は他職種との連携をスムーズにするためにも覚えておくと便利です（図1）．

　口を開けると歯と歯肉，口と鼻腔を隔てている口蓋（上顎），発音を助けたり誤飲を防ぐ役割を持つ口蓋垂がみえます．

　また上口唇を持ち上げると口唇と歯肉をつなぐ上唇小帯がみえます．同様に下顎には下唇小帯がみえます．この部分はとても敏感なところで，指や歯ブラシなどの道具が当たると痛みを生じます．口のケアを行う際，注意が必要です．

　口唇と頬の内側で歯肉との間にある馬蹄形の空間を口腔前庭と言います．口唇や頬の動きの弱い方，また感覚の低下している方は，この部分に食べかすの停滞が多くみられます．

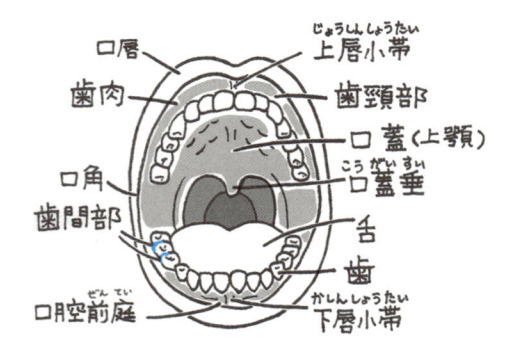

図1　口の中の構造

1 観察のポイント

これだけは押さえておきたいポイントです．

1. 口唇

（1）乾燥していませんか（図2）？（口角は切れていませんか）

→対処：市販の保湿剤を使用して乾燥を防ぎましょう．

（2）口唇閉鎖はできますか？（唇を閉じることができますか）

※補食時，嚥下時に唇が閉じることは大事です．

→対処：口唇の機能訓練（リハビリテーション）を行いましょう．

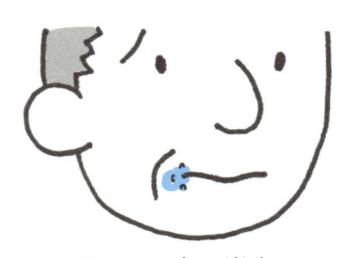

図2　口角の炎症
口角のところが赤く炎症を起こしている．

2. 歯

(1) 光沢はありますか？（ツヤツヤ光っていますか）（図3）

※ツヤツヤ光っていないのはプラークがついている状態です．

→**対処**：しっかり歯磨きしましょう．

(2) 根っこだけの状態の歯はありませんか？（図4）

※根っこだけの歯にはプラークがつきやすく，感染を起こしやすい状態です．

→**対処**：しっかり歯磨きしましょう．

(1)(2)の状態がみられたら，しっかり歯磨きしましょう．磨き方は，第3章-1「口腔ケアの実際」を参考にしてください．

(3) グラグラ動揺している歯はありませんか？

※誤嚥，窒息の危険もあるので注意しましょう．

(4) 歯が欠けていたり，詰め物，被せ物が取れたままになっていませんか？

※鋭縁になっているところに舌が絶えず当たっていると傷ができ，痛みや感染を引き起こして食事にも影響が出ることがあります．

→**対処**：(3)(4)の状態がみられたら，歯科受診をしましょう．

3. 歯肉

(1) 赤く腫れているところはありませんか？（ブヨブヨしているところはないですか）（図5）

(2) 歯を磨くと出血するところはありませんか？（図6）

※歯周病が進行しています．

→**対処**：(1)(2)の状態がみられたら，普通の硬さの歯ブラシでは，痛みを生じるので，軟毛の歯ブラシで，やさしく歯磨きしましょう．

(3) 食物残渣（食べかす）はありませんか？（図7）

※頬の感覚や動きが低下してくると残りやすくなります．麻痺がある方は特に注意してください．

→**対処**：ブクブクうがいの練習をしましょう．スポ

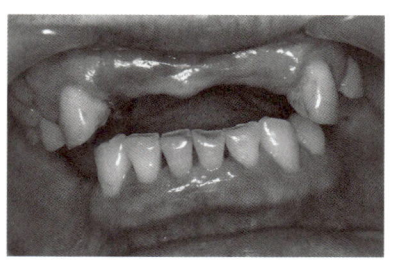

図3 しっかり歯磨きができている健康な状態

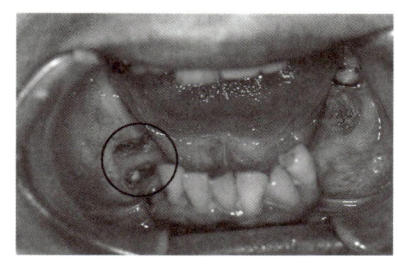

図4 残根状態の歯

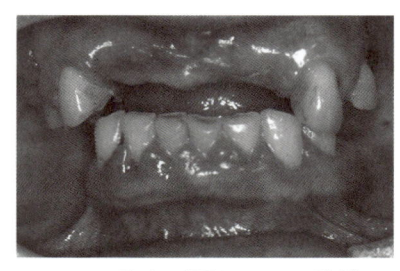

図5 歯肉が腫れている状態

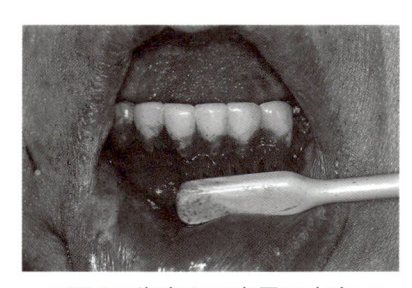

図6 歯磨きで容易に出血

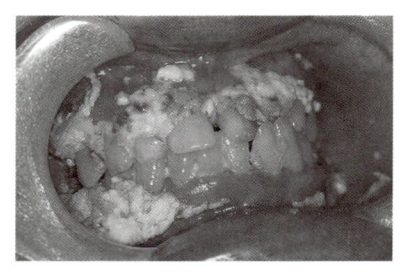

図7 食物残渣の停滞

ンジブラシなどで除去しましょう．

4. 舌
(1) 乾燥していませんか？（光沢がなく真っ赤でないですか？，溝ができていませんか？）
→**対処**：市販の保湿剤を舌の表面全体に塗布し，保湿しましょう．舌の機能訓練（リハビリテーション）を行いましょう．

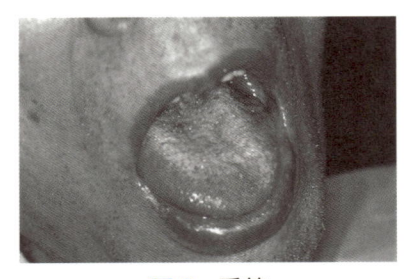

図8 舌苔

(2) 舌苔はありませんか？（図8）
※舌の動きが低下してくると，乾燥したり舌表面に舌苔がついてきます．臥床時間の長い方，口をあけている方，経口摂取していない方などは特に気をつけましょう．
→**対処**：舌の清掃（第3章-1「口腔ケアの実際」，p63参照）と舌の機能訓練を行いましょう．

(3) 舌が前後左右に運動できますか？
※舌の動きが十分でないと食塊形成やのどへの送り込みも困難になります．
→**対処**：舌の機能訓練（リハビリテーション）を行いましょう．

5. 上顎（口蓋）
(1) 痰やネバネバ唾液がついていませんか？
(2) 食物残渣はありませんか？
→**対処**：スポンジブラシなどで粘膜清掃・保湿を行いましょう．

6. 入れ歯（義歯）
(1) （汚れで）ヌルヌルしていませんか？
※義歯の表面にもプラークがつきます．
→**対処**：義歯の清掃（第3章-1「口腔ケアの実際」，p60参照）をしっかり行いましょう（図9-a～b）．
(2) 欠けていたりヒビが入っていませんか？
(3) はずれやすくなっていませんか？
(4) 入れ歯の内側に食物残渣が入り込んでいませんか？
(5) 入れ歯の下の歯肉が赤くなっていたり，傷ができていたりしませんか？
※入れ歯の適合を診てもらう必要があります．
→**対処**：(2)～(5)の状態がみられたら歯科受診をしましょう．

7. その他
(1) 口臭はありませんか？

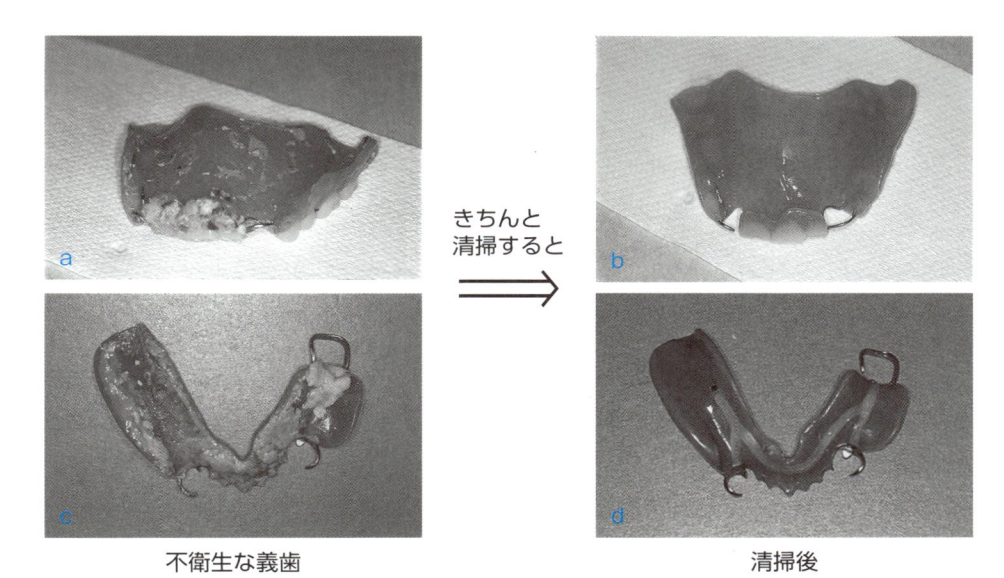

図9 入れ歯のプラークと洗浄

不衛生な義歯　　　　　　　　　清掃後

※歯周病が進行していたり，舌苔が付着していると口臭を感じます．また唾液の分泌が減少し，口腔内の自浄作用が低下している場合も口臭を感じます．口の中が非常に不衛生であることのサインです．
→**対処**：口の中をまるごとしっかり口腔ケアしましょう．
（2）ブクブクうがいがしっかりできていますか？
　※水を取り込み，口唇を閉じ頬を動かすことがポイントです．その後で水を吐き出します（図10）．
→**対処**：できない方は無理をせずガーゼなどで拭き取りましょう．合わせて，頬・口唇の機能訓練（リハビリテーション）を行いましょう．

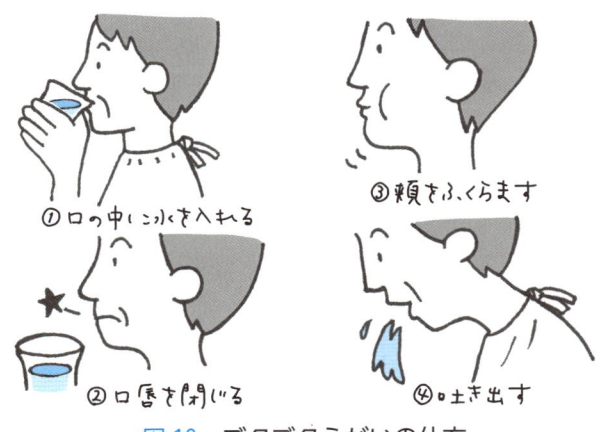

図10 ブクブクうがいの仕方

❷ 義歯について

1. 義歯の種類

　歯周病や虫歯，外傷などで自分の歯を失うことがあります．失った歯を補う，取りはずしが可能な人工の歯を義歯と言います．義歯の種類は大きく分けて，総義歯と局部義歯があります．自分の歯がまったくなく，すべてを人工の歯で補うものを総義歯（総入れ歯）と言い，1本でも自分の歯が残っており一部分を補うものを局部義歯（部分入れ歯）と言います．

2. 義歯の構造

　歯ぐきや上顎をおおう部分（主にピンクのプラスチック部分，まれに上顎部分は金属のこともあります）を「床」と呼び，人工の歯は「人工歯」と呼ばれます（図11）．部分入れ歯には入れ歯を支えるため，残っている自分の歯にかける金具「クラスプ」があります（図12）．

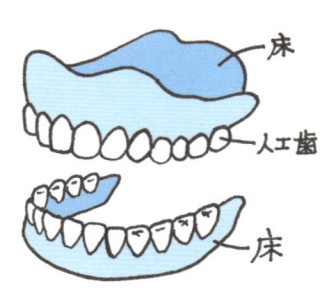

図11　総入れ歯の名称

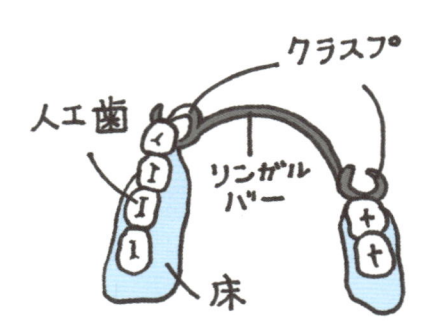

図12　部分入れ歯の名称

3. 義歯のはずし方

（1）部分入れ歯（図13）

　クラスプに爪をひっかけ，歯の生えている方向にクラスプをはずしていきます．

（2）総入れ歯（図14）

　床と上顎や歯ぐきの間に空気を入れることではずしやすくなります．義歯の前歯部分を持ち，義歯の後ろのほうを下に下げると，義歯と上顎の間に空気が入り，はずれます．

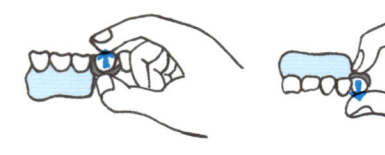

図13　部分入れ歯のはずし方

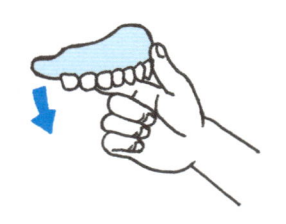

図14　総入れ歯のはずし方

4. 義歯の管理

- 義歯は毎食後はずして洗いましょう（洗い方は p60 参照）．
- 就寝時や日中でも義歯をはずしているときは水の中に入れて保管しましょう．
- ティッシュなどで包んで置いておくと紛失の原因になるので気をつけましょう．
- 保管容器の水は毎日取り換え清潔に保ちましょう．
- 施設などにおいて，複数の方の入れ歯を同じ容器で保管することがないよう，一人ひとりの容器で保管しましょう（感染予防のため）．
- 市販の「入れ歯洗浄剤」を使用した後は義歯をしっかり水で洗いましょう．

3 なぜ口腔ケアは必要か？

口には「食べる」「話す」「表情をつくる」という役割があります．口は生きていくために必要となるだけでなく，好きなものをおいしいと感じながら食べたり，家族や友人と会話を楽しんだり，笑ったり…など人間的な豊かな生活を送るうえで，欠かせない機能となっているのです．

口の中が不衛生な状態は，細菌が繁殖して，虫歯や歯周病，口臭などを引き起こします．細菌への抵抗力が低い要介護の方は「誤嚥性肺炎」の発症につながり，寝たきりや死に至ることもあります（図15）．

また口の周りの筋力は，腕や足腰の筋肉と同じように使わないでいると少しずつ衰えていきます．固いものが食べにくくなった，お茶や汁物でむせることがある，口の渇きが気になるなどあてはまることがあれば要注意です．口の体操を行い，口の廃用を予防しましょう．噛む力や飲み込む力が弱くなると，食事が十分に取れなくなり栄養が不足していきます．低栄養状態になると，疲れやすい，転びやすいなど活動の低下，ひいては生活の質の低下へとつながりかねません．心身の健康は口から…，日頃から口腔ケアをしっかり行いましょう．

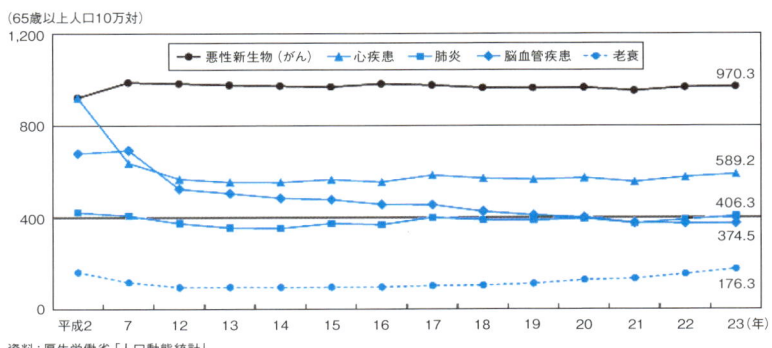

図15　65歳以上の高齢者の主な死因別死亡率の推移

第1章 初めに知っておきたい基本知識

5 飲み込みの異常に気づくポイントは？

はじめに

　皆さんが利用者さんの食事場面から，いち早く飲み込みの異常に気づくために，どのような観察をしたらよいでしょうか．訪問時や電話などで利用者さんや介護者の方から相談されたとき，どのような視点で情報を集めたらよいでしょうか．また，病院から退院してくる利用者さんの情報のうち，食事についてはどんな情報に注意したらよいでしょうか．それを的確に把握してケアプランに活かすためには，どのようなポイントを押さえる必要があるでしょうか．本項では，このような疑問を解決できるような内容を述べたいと思います．

食事場面を五つの時期に分解して考える

　第1章-1「飲み込みのしくみを知ろう」の項で解説されているように，人が食べ物を見てから飲み込みを終えるまでには五つの時期があります．直接的な「飲み込む」という動作だけでなく，その前後を含めた各時期を，チェックポイントに基づいて順番にみていくことで，飲み込みの異常を見逃さずに気づくことにつながります．また，病院などから送られてくる情報の中の「○○期」などの専門用語の理解や，どの時期に問題があるのか（どの時期には問題がないのか）を把握する助けにもなります．そしてそれならば，どういうことを注意したケアプランを考えるべきなのかを，的確に導けることが期待されます．

❶ 食べ物を認識し，口まで運ぶ時期（先行期）での観察ポイント

　人は食べ物を食べる際，ただやみくもに食べ物を口の中に取り込むわけではありません．これから食べるものを見て，何をどれだけどのように食べるか決定して，手や道具を使って口まで運びます．そのためには目で見る，においを嗅ぐなどして食べるかどうかの判断の要素と，食べ物を口まで運ぶための身体や頸の動きの要素の両方が必要になります．これがうまくいかないと食事動作が始まらなかったり，飲み込みの異常を誘発する原因になったりします．

1. 食事を見ても興味を示さない（図1）

　まず食べ物を見たときに，それが食べ物であることを認識できなければ「食べよう」と

いう行動につながっていきません．この状態の利用者さんに対して，介護者が口の中に食べ物を運ぶとすると，「食べる」という動作を起こそうとしていない人の口に食べ物を入れた状態となります．つまり，準備のできていない口の中に食べ物を入れるということになり，飲み込みの異常を起こしやすくなります．ただし，お腹が減っていないために興味を示さないのかどうか確認しておく必要があります．

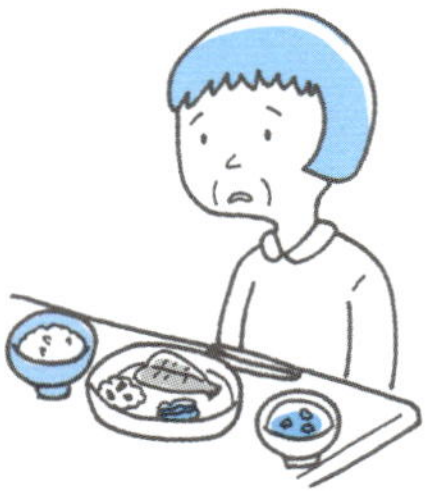

図1　食事に興味を示さない

2. 食べ物を見てもおいしそうと思わない（図2）

梅干しやレモンなど，すっぱいものをみると唾液が湧いてくることがあります．また，大好物を目の前にしたら早く食べたいと思うでしょう．もし，目の前の食べ物を見てもそのような気持ちになれないとしたら，口の中は食べ物を迎え入れる準備に入ることが難しくなります．つまり，次の時期（「準備期」）での「食べ物を口の中に入れ，かみ砕き，唾液と混ぜながら飲み込むための塊（食塊）を形成する」ということが，うまくいかなくなる可能性があります．

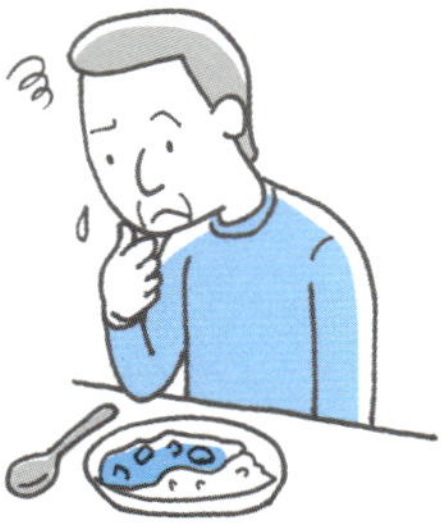

図2　（食べ物を見ても）おいしそうに思わない

3. 食べ方がわからない・口まで運ぶことができない（図3）

目の前に置かれたものは，どうやら食べるものだということがわかったとしても，どうやって口まで運んだらよいか，わからないことがあります．また，腕や手の動きが障害されていて道具を使用することが困難なこともあります．このような状態では，飲み込むのに適切な量の食べ物を，適切なタイミングで口の中に入れることが困難になります．

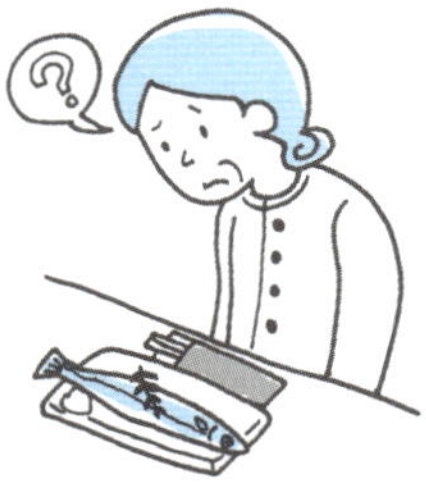

図3　食べ方がわからない

4. 絶え間なく食べ物を口に運ぶ（ガツガツ食べる）（図4）

人は，自分の口の大きさや一度に飲み込める量などを考えながら，1回の量や次に運ぶタイミングを調節しています．この機能が障害されると，まだ飲み込んでいないのに次々と口の中に食べ物を入れてしまうことがあります．飲み込める量や速さは限りがありますから，口の中は食べ物が「渋滞」を起こした状態となります．溜まった食べ物を口の中からなくす方法は，口から外へこぼれていく場合や鼻のほうへいってしまう場合を除くと，飲み込むしか道がありません．そのためには，飲み込む回数を多くするか，一回量を多くするしかないのですが，飲

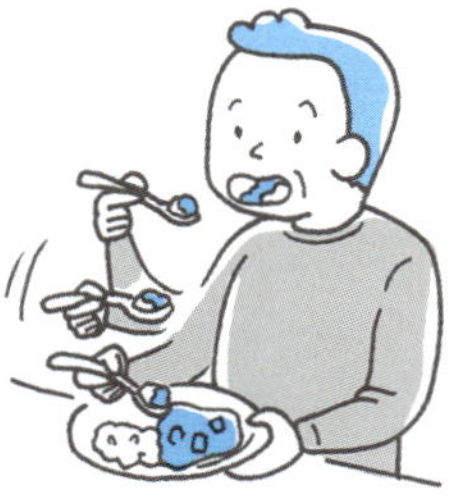

図4　絶え間なく食べる

み込みの回数を多くするということは，1回の飲み込みから次の飲み込みまでの時間が短くなり，飲み込むためののどの奥（咽頭）への送り込みや呼吸するときの道（気管）を閉鎖するタイミングがずれる確率が高まります．また，1回量を多くすると飲み込み切れなかった食べ物がのどの奥に残ってしまい，それが誤って気道に落ちてしまう（誤嚥する）危険が高まります．

❷ 食べ物を口の中に入れ，食塊を形成する時期（準備期）での観察ポイント

この時期では実際に食べ物を口の中に取り込み，食べ物をかみ砕いて唾液と混ぜ，飲み込むための塊（食塊）にします．つまり，「おいしさ」を感じながら飲み込みの準備をしていく時期なのです．よってこの時期に問題が生じると，次の「飲み込み」そのものがうまくいかなくなるのです．

1. 口を十分に開けることができない（図5）

1回の飲み込みには適切な量が必要で，少なすぎると食べ物を認識して反応する力が不十分となります．その結果，「飲み込む」ためののど（咽頭）の動きや呼吸をするための道（気管）の入口（声門）の開け閉めが，適切なタイミングで行われなくなる可能性が出てきます．例えば，のどの奥にきた食べ物を感じることが遅れると，気道を閉じるのが間に合わなくなり，誤って気道のほうへ食べ物が入ってしまう（誤嚥する）ことになります．

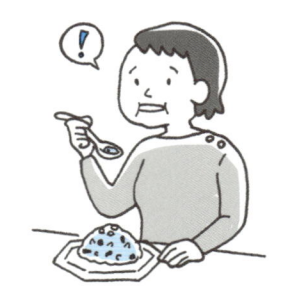

図5 口を十分に開けられない

2. 食べ物が口からこぼれてしまう（図6）

顔に麻痺がある場合など，本人は口を閉じているつもりでも十分に閉じることができておらず，その隙間から食べ物がこぼれていることがあります．この場合，本人が口の中に入れたつもりの量がのどの奥（咽頭）に送られないことになり，1回の飲み込みに必要な十分な量にならないことが考えられます．また，食べ物を「ゴックン」と飲み込むときには，他の部分から空気が漏れて圧力が弱まらないように口は閉じているものですが，閉じていない口から空気が漏れてしまいますから，「ゴックン」と飲み込むときにかかる力が弱くなってしまいます．その結果，1回の「ゴックン」で食道に入り切らなかった食べ物が，のどの奥に残り，「ゴックン」後に誤って気道へ落ちてしまう（誤嚥する）ことになります．

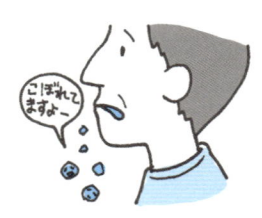

図6 口からこぼれる

3 食塊をのどの奥へ送り込む時期（口腔期）での観察のポイント

この時期は自分の意思で舌などを動かして，食べ物を飲み込むのに適した塊（食塊）にしながら，のどの奥（咽頭）に送り込みます．これがうまくいかないと，良いタイミングで飲み込むことができなくなります．

1. 口をモグモグさせているが，いっこうに飲み込めない（図7）

食べ物を飲み込むための塊（食塊）にすることや，のどの奥（咽頭）に送ることが不十分になっていることが考えられます．唾液分泌の不足や舌などの動きが不十分である場合があります．

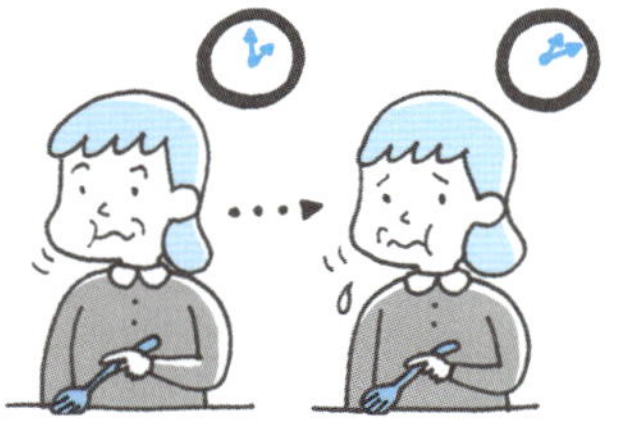

図7 いつまでも口をモグモグさせている

2. モグモグしている途中でむせやすい（図8）

食塊にしている途中では，まだのどの奥にいってしまわないようにする必要があります．その力が弱くなっている場合には，意思に反して食べ物がのどの奥から先に進んでしまい，呼吸するときの道（気道）に入ってしまうことがあります．

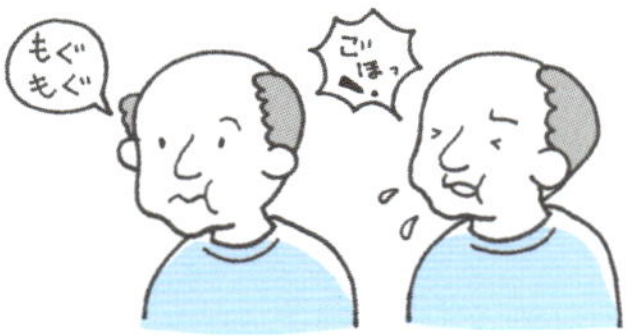

図8 モグモグしている途中でむせる

3. 上を向いて飲み込もうとする（図9）

食塊をのどの奥に送り込むためには，舌が重要な働きをします．舌が十分に動かない場合には重力を使って送り込もうとするため，このような姿がみられる場合があります．

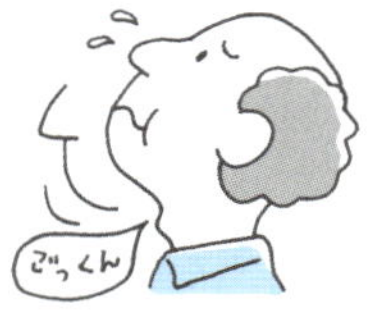

図9 上を向いて飲み込む

4 食塊をのどの奥から食道へ送り込む時期（咽頭期）での観察のポイント

「ゴックン」という瞬間です．食べ物が誤って呼吸するときの道（気道）に落ちてしまわないようにタイミングを図りながら，食道へ送り込みます．この調節は非常に短い時間で行われ，時間にすると0.5～1秒程度といわれます．このわずかな時間がずれてしまうと，飲み込みの異常につながります．

1. 鼻から食べ物や液体が出てくる（図10）

「ゴックン」に必要な圧力を得るために，「ゴックン」という瞬間には食道の入口以外は

閉じている必要があります．この場合には，口から鼻へ通じる道（鼻咽腔）が十分に閉じていないことが考えられます．

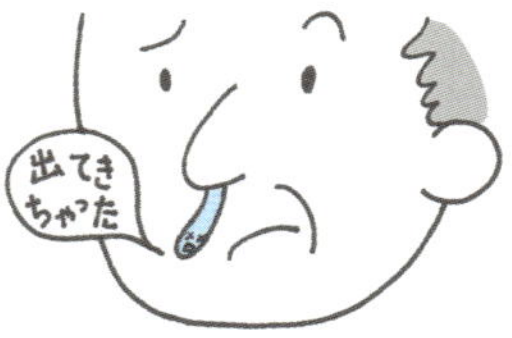

2.「ゴックン」と同時にむせる（図11）

「ゴックン」の瞬間に，気道の閉鎖が不十分なために，食べ物の一部が誤って気道へ入ってしまった（誤嚥してしまった）ことが考えられます．これを「嚥下中誤嚥」と言います．

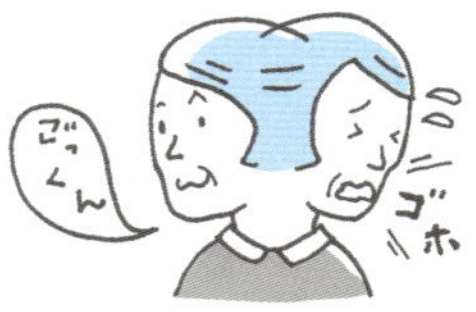

3.「ゴックン」の後にむせる（図12）

1回の「ゴックン」で食道へ入り切らなかった食べ物の一部が，気道の入口（声門）付近に残り，それが後から気道に落ちて（誤嚥して）いることが考えられます．これを「嚥下後誤嚥」と言います．

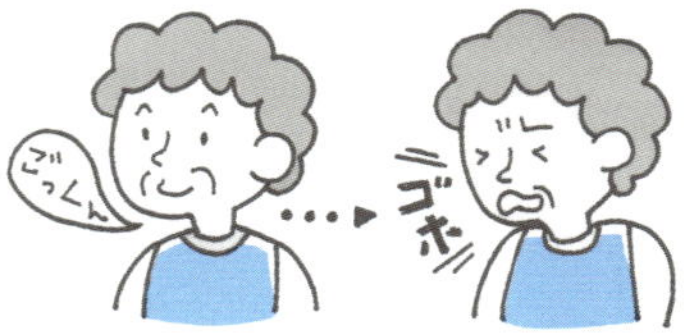

図10　鼻から食べ物が出てくる

図11　「ゴックン」と同時にむせる

図12　「ゴックン」の後にむせる

5　食塊を食道から胃へ送り込む時期（食道期）での観察のポイント

いったん食道へ入った食べ物が，スムーズに胃まで移送されずのどの奥（咽頭）に戻ってきてしまうことがあります．そうなると，呼吸をしたときにそちら側の道（気道）に入ってしまうことになります．

1.「ゴックン」とは関係なくむせる（図13）

一度は「ゴックン」が完結した後に，食べ物の塊（食塊）がのどの奥に戻ってきて，気道に落ちて（誤嚥して）いる可能性が考えられます．

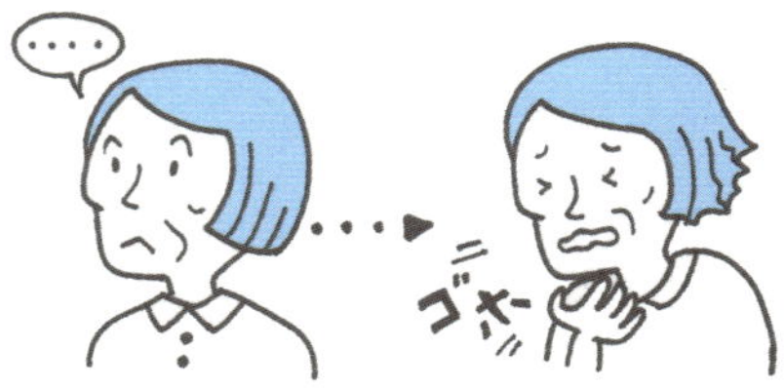

2. 胸やけを訴える（図14）

食道から胃へ入る部分には，逆流しないように閉めておく筋肉（下部食道括約筋）があります．ここの閉鎖が不完全であると一度胃に入った食べ物が，胃液とともに食道に戻ってしまいます．胃液は非常に強い酸性ですから食道の粘膜を荒らします．そうすると食べ物を送り込むための動き

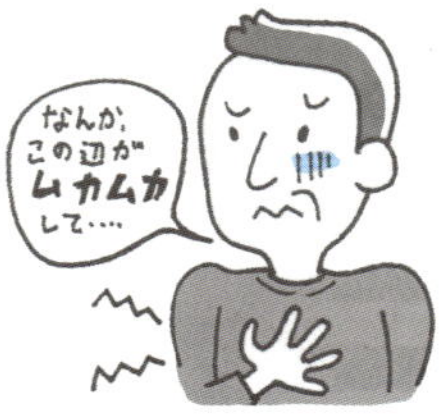

図13　「ゴックン」と関係なくむせる

図14　胸やけを訴える

（蠕動運動）が障害され，のどまで食べ物が逆流する原因となります．

食後の観察

食事場面ではおいしそうに食べていて，飲み込みに異常がないようにみえても油断は禁物です．人間には防御反応として，気道に空気以外のもの（異物）が入った場合，それを身体の外へ出そうとしてむせる反射（咳嗽反射）があります．しかし，加齢や病気のためにその反射が弱まっている場合があります．気道に食べ物が入って（誤嚥して）もむせないことがあり得るのです．

3. 呼吸が荒くなる・唇が青紫色になる・顔色が白くなる（図15）

誤って気道に食べ物が入ってしまい，呼吸が十分に行えなくなったために酸欠状態となっていることが考えられます．

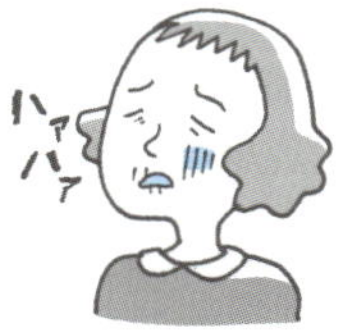

図15 呼吸が苦しそう

4. ガラガラした声になっている（図16）

「ゴックン」によって入り切らなかった食塊が，気道の入口（声門）付近に溜まっていることが考えられます．また人は常に唾液を飲み込んでいますが，この飲み込み切れなかった唾液が声門付近に溜まっていることも考えられます．

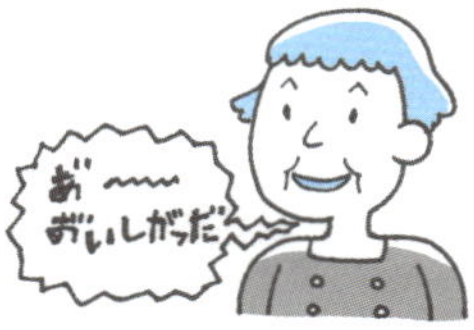

図16 ガラガラ声になる

おわりに

今回取り上げた観察ポイントは，食事場面を中心としたものです．これらの他には，「なんとなく元気がない」「痰が増えてきた」「熱が出やすい」というような，日々の観察の中で気づくこともあります．いずれにしても，「あれ？ おかしいな」と気づいたら，医師や看護師に相談するとよいでしょう．

＜参考文献＞
1) 奥宮暁子，金城利雄，石川ふみよ（編）：リハビリテーション看護 ナーシング・グラフィカ EX4．メディカ出版，pp104-113，2012
2) 小口和代：脳卒中の排尿障害と嚥下障害．リハビリナース 5：232-238，2012
3) 千葉由美："摂食・嚥下障害を有する人への看護"．酒井郁子，金城利雄（編）：リハビリテーション看護 障害をもつ人の可能性とともに歩む．南江堂，pp248-271，2012
4) 藤島一郎："ナースが知っておくべき摂食・嚥下障害の病態と原因"．藤島一郎，藤森まり子，北條京子（編著）：ナースのための摂食・嚥下障害ガイドブック．メディカ出版，pp16-23，2011

第1章 初めに知っておきたい基本知識

6 スクリーニング検査について知ろう

はじめに

　これらの検査を実際に介護支援専門員の皆さんが行うことはないと思います．けれども，退院前サービス担当者会議などで，嚥下に関する検査の名前を聞くことも多いと思います．これらの検査内容がどういった内容なのか知っていることは必要です．

❶ 反復唾液嚥下テスト（Repetitive saliva swallowing test／RSST／アール・エス・エス・ティー）

1．準備するもの
　ストップウォッチもしくはタイマーを用意します．

2．評価の方法
(1) 口内を湿らせたあとに，空嚥下（唾液を飲み込む動作）を30秒間繰り返します．
　→口の中が乾燥したままでは正しい結果が出ないので，必ず口の中を湿らせた状態でこの検査を行います．
(2) 人差し指と中指で直接，喉仏（甲状軟骨）に触れてその動きを確認します（図1）．
　→利き手の第2指を上，第3指を下にして第一関節の指の腹で喉仏を挟むように軽く触れながら行います（図2）．人差し指と中指を喉仏に強くギュッと押しつけてしまうと検査を受ける側は苦しいので，軽く触れる程度の力加減にします．このままの状態で「これから30秒間の間にできるだけ多く，何回も唾液を飲み込んでください」と唾液を飲み込むように被験者に指示をします．30秒間で何回できたか，その回数を確認します．一度飲み込みができても途中で動作を止めず，できる限り何回でも繰り返してもらいます．

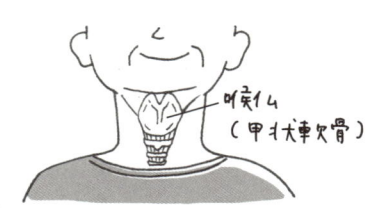

図1　体の正面から見た喉仏（甲状軟骨）の位置

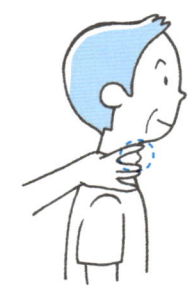

図2　第2指と第3指の触知位置

3. 判定
- 空嚥下をしたときに，喉仏が人指し指を十分に乗り越えた場合のみ「1回」と数えます．
- 30秒以内に嚥下の回数が3回未満であれば嚥下障害の可能性が高いと評価します．
- 30秒以内に嚥下の回数が3回以上であれば，問題なしと評価します．

4. 注意すること
- テスト時に体が後ろに反っている姿勢，顎が上がっている姿勢では正しい結果になりません．姿勢には十分配慮して行います（図3～図5）．
- 被検者が集中してテストを行うことができるように，周囲の環境への配慮も重要です．

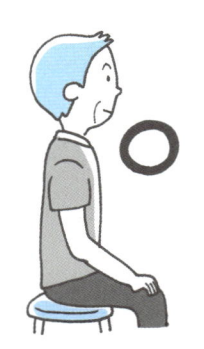

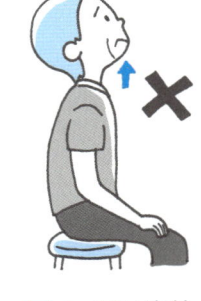

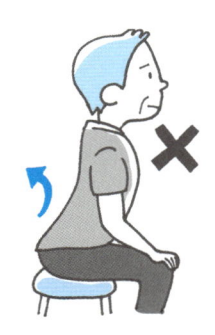

図3 良い姿勢　　図4 悪い姿勢　顎が上がっている．　　図5 悪い姿勢　背中が反っている．

5. このテストの特徴
- 医師や評価者の指示を理解して，自分の意思で飲み込みができるかどうか，その能力が確認できます．
- 嚥下障害のある場合は，嚥下（と次の嚥下の）間隔が長くなる傾向があります．
- 場所を問わずどこでもでき，食品も飲み物も使用しないため簡便です．
- 少量の唾液を飲み込むだけなので，万が一，誤嚥したとしても肺炎に至るリスクが低いので，安全なスクリーニングテストといえます．

6. このテストが適さない場合
- 重度の認知症や注意障害のある方，意識障害のある方などで医師や評価者の指示が理解できない場合はこのテストを行うことができません．

② 改訂水飲みテスト（Modified water swallowing test/MWST/エム・ダブル・エス・ティー）

1. 準備するもの
冷水，コップ，シリンジ（目盛りのついた透明以外の注射器）を用意します（図6）．

2. 評価の方法
- テストの前に，一度「あー」と声を出してもらい声質を確認（湿性嗄声＜湿り気のあるのどでゴロゴロ，ゼロゼロした声＞がないかどうか）しておきます．
- 利き手でシリンジを持ち，舌の下（口腔底）に冷水3 mlをゆっくり注ぎ入れます．口を

表1 改訂水飲みテスト

段階	判定方法
1	嚥下なし，むせる and/or 呼吸切迫
2	嚥下あり，呼吸切迫（silent aspiration の疑い）
3	嚥下あり，呼吸良好，むせる and/or 湿性嗄声
4	嚥下あり，呼吸良好，むせない
5	4に加え，反復嚥下が30秒以内に2回可能

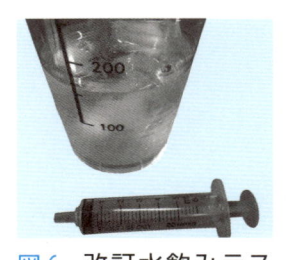

図6 改訂水飲みテストの必要物品―氷水とシリンジ
注射用の透明ではないシリンジを準備．

しっかり閉じて冷水を飲み込むように指示します．
・飲み込みが確実に行われたかどうかをのどに指で触れながら確認し，むせがないかも合わせて確認します．飲み込みの後に「あー」と声を出してもらい，湿性嗄声がないかどうかを確認し，むせと湿性嗄声がなければ追加して2回唾液を飲み込んでもらいます．その後，表1に従って5段階評価を行います．
・評価基準4以上なら最大3回の検査を行い，最も悪い嚥下（飲み込み）で評価します．
・評価基準3以下の場合は明らかな異常（嚥下障害，誤嚥のリスク）ありと評価します．

3. 注意すること
・誤嚥の危険性があるので，テストの前には忘れずに歯磨きをして口の中を清潔にしておきます．
・冷水を注ぐときには，のどの奥に冷水が直接流れ込むのを防ぐために，舌の上には注がずに必ず舌の下（口腔底）に注ぐように注意します（図7）．

4. このテストの特徴
・嚥下の後に湿性嗄声がきかれる場合，咽頭残留や誤嚥が疑われます．
・「偶然うまく飲み込めた」場合を除外するため，一度目の検査で誤嚥なく飲み込めた場合であっても，一度で検査を終了とせずに，繰り返し検査を行います．

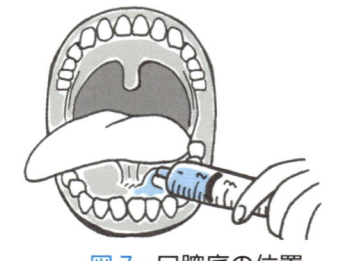

図7 口腔底の位置
舌は上顎の方向に持ち上げている．

第1章 初めに知っておきたい基本知識

7 病院で行われる検査について知ろう

1 はじめに

嚥下障害は，体の外側から観察しただけでは，その原因や状態をはっきりさせることが困難な場合も少なくありません．そのため，原因に合わせた治療やリハビリテーションを進めることが難しいため，病院では嚥下造影検査（VF）や嚥下内視鏡検査（VE）と呼ばれる検査を行い，嚥下障害の原因や状態を検討し，それに合わせた治療方針を立てていきます．

2 嚥下造影検査

病院の放射線室にあるX線透視装置を使用する検査です（図1）．バリウムの入った検査食品を食べて飲み込むことで，検査食品が口からのど（咽頭）そして食道へと流れていく様子を観察し，誤嚥やのどに検査食品の食塊が残っていないかなどを確認します（図2）．口の中，のど（咽頭や喉頭），食道それぞれについて，バリウムを含んだ検査食品の動きを見ながら，嚥下反射のタイミングの異常やどの食品なら安全に食べることができるのか，どのように食べたらのどに食塊が残ることがないかなどを考えて，リハビリテーションのプログラムを立てます．

この検査はX線透視装置を使うため，問題ない程度の放射線量ですが被曝します．また，どうしても放射線室を使用するため，病院に来なければできない検査です．移動に介助を多く要する場合は，自宅から病院までの移動に手間がかかります．また自宅から病院までの移動時間や，待ち時間，検査時間など時間を要するため，ある程度，車いすに座っていられるだけの体力が必要です．

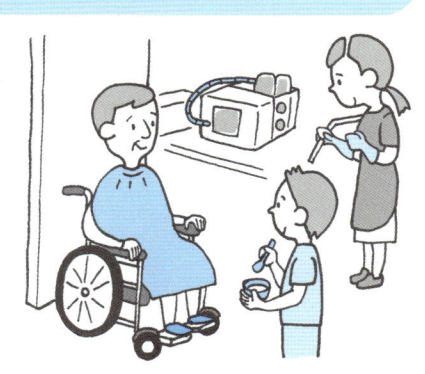

図1 嚥下造影検査場面

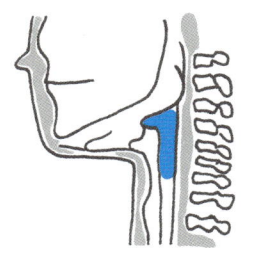

図2 嚥下造影検査画像

3 嚥下内視鏡検査

　嚥下内視鏡検査とは，耳鼻科で使われる鼻から挿入する細いファイバースコープを使用して，のどの状態を確認する検査です（図3）．嚥下内視鏡検査では軟口蓋や声帯の動き，経鼻栄養チューブの通過状況や唾液や分泌物，食塊などがのどに貯留したり残留していないかなどを観察することができます（図4）．また，通常のお粥やゼリーなどの食品を使用して検査ができるため準備も簡単です．X線透視室を使わず放射線の被曝がないため，繰り返し検査をすることも問題ありません．また，ファイバースコープや接続ケーブルなどをアタッシュケースに入れて持ち運ぶことも可能であり，ベッドサイドなどでも検査できる利点があります．短所としては，①口の中や食道が見えないためその部分の評価ができない，②嚥下反射の瞬間は見えなくなるため，誤嚥の瞬間などは観察ができない，③鼻からファイバースコープが入ったまま食べ物を食べてもらうため違和感があり，人によってはつらくて検査ができないことがあります．

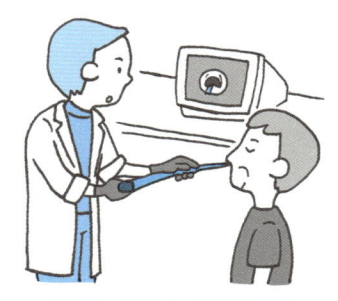

図3　嚥下内視鏡場面

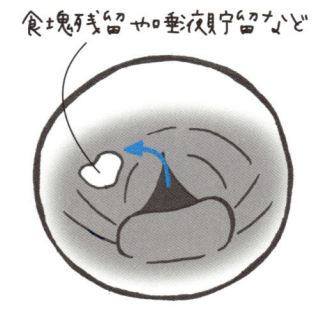

図4　嚥下内視鏡検査画像

　嚥下造影検査と嚥下内視鏡検査のそれぞれの特徴を理解し，組み合わせて行うことで多くの情報が得られ，嚥下障害の原因や今後の治療方針に役立ちます．

　最近は，訪問診療で嚥下内視鏡検査を実施している医療機関も増えてきており，嚥下内視鏡だけであれば，在宅でも嚥下機能評価ができる場合もあります．第2章-5「知っておくと便利な相談窓口」の項などを参照に，各地域の医療機関に問い合わせるとよいでしょう．

＜参考文献＞
　武原　格：嚥下障害リハビリテーション入門　II　嚥下障害の検査—VFとVEによる病態の理解．リハ医学　**50**：345-351，2013
　武原　格：嚥下障害の評価．*MB Med Reha* **88**：1-7，2008

第1章　初めに知っておきたい基本知識

8　お薬が飲み込みに与える影響を知ろう

　高齢者では，いくつものお薬を飲んでいることは珍しくありません．しかし，そのお薬の中には，飲み込みに悪い影響を及ぼす危険性のあるお薬が含まれていることも少なくありません．お薬が飲み込みの障害の原因になっている場合もあり，お薬が変わってから飲み込みが悪くなった場合などでは，特に気をつける必要があります．

　飲み込みに悪い影響を及ぼす薬は大きく四つのタイプに分かれます．

1　脳の働きを抑える薬

　このタイプのお薬は，眠気や注意集中力の低下などを起こすため飲み込みが悪くなり，誤嚥性肺炎や窒息など命の危機に関わる状態を引き起こす危険性があります（図1）．また睡眠薬によって眠りが深くなることで睡眠中に咳が出づらくなり，夜間睡眠中に誤嚥を生じやすくなります．この中にはてんかんを抑える薬や睡眠薬，不安を鎮める薬，総合感冒薬，花粉症のときに飲む抗ヒスタミン薬などが含まれます．

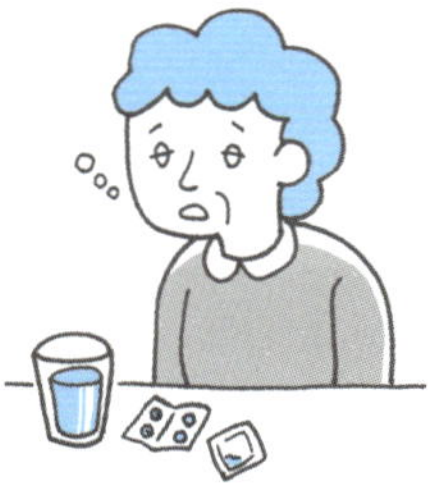

図1　薬による注意力低下

2　口の中を乾燥させる薬

　口の中が乾燥すると，唾液の出る量が少なくなってしまうため食塊をつくることが難しくなります．また舌や口唇などの動きも悪くなり，咀嚼や食塊を口からのどに運ぶことも難しくなるという問題が起こります．そうなると，口の中やのどに食塊が残ったままの状態になり誤嚥を生じやすくなります．さらにむし歯や歯周病などの感染症にもなりやすくなります．口の中を乾燥させる薬には，脳に作用して直接的に唾液の出る量を減らす薬と，血管内の水分を減らすことで，唾液の出る量を減らす薬の二つのタイプがあります．この中には，排尿に関係する薬や睡眠薬，うつに対する薬，総合感冒薬，花粉症のときに飲む抗ヒスタミン薬などが含まれます．

3　錐体外路系に影響を及ぼす薬

　難しい言葉ですが，錐体外路系に問題が起こるとパーキンソン病のような症状が出て，

31

嚥下機能が悪くなります．つまり，舌の動きが悪くなって滑舌が悪くなり，手が震えて食べ物をうまく口に運べないなどの症状が出てきます．錐体外路系に影響を及ぼす薬には，吐き気止めの薬や胃や腸の潰瘍の治療薬，うつに対する薬などが含まれます．

④ 胃食道逆流症を悪化させる薬

　胃食道逆流症とは，いったん口から胃まで飲み込まれた食べ物が胃酸と一緒に胃から食道，そしてのどまで逆流する病気です（図2）．胃食道逆流症により胃酸や胃に入った食べ物を誤嚥することで誤嚥性肺炎になります．胃食道逆流症を悪化させる薬は，血圧を下げる薬や排尿に関係する薬，てんかんを抑える薬などが含まれます．

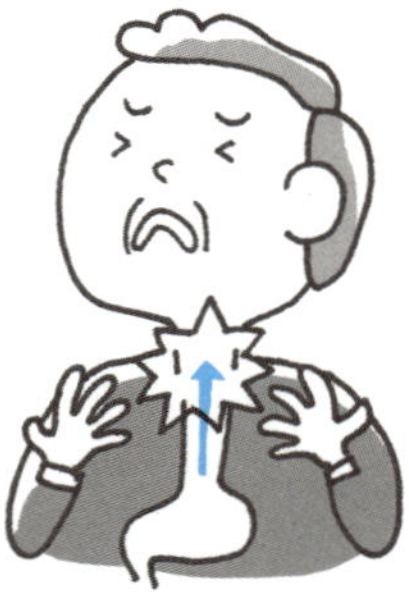

　薬の副作用が出現する頻度や程度は，それぞれの人の特性により異なります．また，血圧を下げる薬やてんかんを抑える薬などには多くの種類があり，すべての薬が嚥下に影響するわけでなく，その中の一部の薬の副作用として，嚥下に影響を及ぼす危険性があると理解してください．そして，ある人には副作用が出て，ある人には出ないということはよくあることです．薬の副作用を必要以上に怖がらずに，薬が変わってから飲み込みが悪くなるようなら，そのときに薬の副作用を考えるというくらいのスタンスでよいと思います．

図2　胃食道逆流

＜参考文献＞
1) 武原　格：薬と摂食・嚥下障害．*MB Med Reha*　**136**：57-62，2011
2) 奥　史佳，井上和宏，花岡保雄，他：摂食・嚥下に悪影響を及ぼす薬剤に関する検討．臨床リハ　**18**：78-81，2009

ケアプランに
活かす嚥下障害
イラストブック

第2章

利用者さんから嚥下のことを相談されたら，もしくは疑うとき

1 相談からの一連の流れ

2 嚥下障害などの困りごとをケアプランに組み込むとき

3 病院に相談する前に―ここは押さえておこう

4 訪問言語聴覚士の仕事を知ろう

5 知っておくと便利な相談窓口

第2章 利用者さんから嚥下のことを相談されたら，もしくは疑うとき

1 相談からの一連の流れ

❶ 一連の流れ

　嚥下について利用者さんから相談された際の一連の流れについて，どのようにしていったらいいのか，観察ポイントを中心に説明します．

1．情報収集
　まずは相談された利用者さんやご家族の話を聞き，口から食べること・飲み込むことについて，どのようなことに困っているのか，また今後どうしていきたいのかなどの情報収集を行います（➡「❷ 相談されたらまず考えること」を参考にしてください）．
↓

2．身体的状況の把握
　ご自宅を訪問し，利用者さんの具体的な身体的状況を把握します（➡「❸ 次に確認すること」を参考にしてください）．そして，「❷ 相談されたらまず考えること」と「❸ 次に確認すること」，そしてこれから食事を始めたいという相談内容であれば，「安全に食べるために必要な条件」を踏まえながら，摂食嚥下における問題点を明らかにしていきます．
↓

3．ケアプランの作成
　❷「相談されたらまず考えること」でみつけた問題点に基づき，目標を設定するために何が必要なのかを考え，具体的なケアプランを作成していきます．そして医師や訪問看護師をはじめ，それぞれの居宅サービス担当者とともにサービス担当者会議を行います．その後，会議によって，さらに見直しを行ったケアプランをもとに必要なサービスの調整へつなげていきます．

❷ 相談されたらまず考えること

1．ケアプラン作成・見直しに必要な情報収集を行う
　まずは利用者さんの体調はどうか，口から食べること・飲み込むことがどれくらい危険であるか，口から食べることの準備はできているかの3点を踏まえて，相談内容をもとに，日常生活の状況やマンパワー（人の力・人手）の有無，吸引器などの準備の有無，訪問看護サービス利用の有無など現在の具体的状況の確認と，今後への意向について話をうかが

います．下記にその相談内容と対応するにあたり，確認したい内容について，3例挙げてみました．

嚥下について相談される内容

> 例① 今まで口から食べることはしていなかったが，これから少しでも食べることができるようになるのでしょうか

《再確認事項》
(1) 現病歴（今の病気が，いつから，どのように始まり，どのような経過を経てきたのか）
(2) 既往歴（今までにかかったことのある病気）

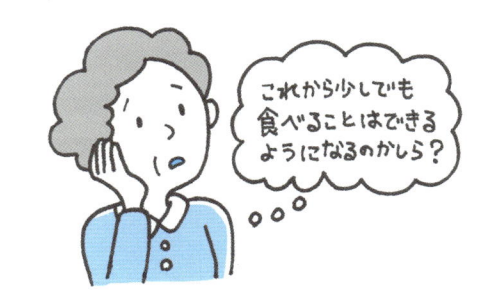

《現在の状態》
(1) 意識ははっきりしているか？：おしゃべりができ意思疎通が図れる or おしゃべりはできないが意思疎通は図れる or 意思疎通を図ることが難しいなど．
(2) 37.5度以上の発熱はないか？
(3) 口の中は汚れていないか？
(4) 栄養管理はどうしているか？：点滴 or 経鼻経管栄養 or 胃瘻など．
(5) 排泄動作はどうしているか？：オムツを使用し介助で交換している or 車いすを使用しトイレで行っている or 歩いてトイレへ行っているなど．
(6) 移動動作はどうしているか？：杖などを用いて歩いて移動 or 車いすを使用 or ストレッチャーなどを使用し寝たまま移動など．
(7) 介護力やマンパワーはあるか？：主に誰が介護を行っているのか．また主に介護を行う家族を支える人はいるか．
(8) 誤嚥などの危険性を考慮して，吸引器などの機器があり使用できるか？
(9) 訪問看護サービスを受けているか？
(10) 利用者さん・家族の具体的な意向は？

> 例② 最近，食事中にむせたり，のどがゴロゴロしていることが時々あるが誤嚥していないか心配

《再確認事項》
(1) 現病歴（同上）
(2) 既往歴（同上）

《現在の状態》
(1) 意識ははっきりしているか？：おしゃべりができ意思疎通が図れる or おしゃべりは

できないが意思疎通は図れる or 意思疎通を図る
ことが難しいなど．
- (2) 37.5度以上の発熱はないか？　もし発熱がみられる際はいつから続いているか？
- (3) 排尿回数や尿の色は普段と変わりないか？
- (4) 口の中は汚れていないか？
- (5) 食事内容はどのようなものを食べているか？
- (6) 排泄動作はどうしているか？：オムツを使用し介助で交換している or 車いすを使用しトイレで行っている or 歩いてトイレへ行っているなど．
- (7) 移動動作はどうしているか？：杖などを用いて歩いて移動 or 車いすを使用 or ストレッチャーなどを使用し寝たまま移動など．
- (8) 介護力やマンパワーはあるか？：主に誰が介護を行っているのか．また主に介護を行う家族を支える人はいるか．
- (9) 誤嚥などの危険性を考慮して，吸引器などの機器があり使用できるか？
- (10) 訪問看護サービスを受けているか？

例③　食事中，食べ物を口に溜め込んでしまい，なかなか飲み込んでくれない

《再確認事項》
- (1) 現病歴（同上）
- (2) 既往歴（同上）

《現在の状態》
- (1) 意識ははっきりしているか？：おしゃべりができ意思疎通が図れる or おしゃべりはできないが意思疎通は図れる or 意思疎通を図ることが難しいなど．
- (2) 37.5度以上の発熱はないか？　もし発熱がみられる際はいつから続いているか？
- (3) 排尿回数や尿の色は普段と変わりないか？
- (4) 下痢や便秘はしていないか？
- (5) 食事内容はどのようなものを食べているか？
- (6) 食事の際の環境はどのようにしているか？：テレビを見ながら食事をしている or 家族みんなで食事をしている or 1人で食事をしているなど．
- (7) 食事動作はどうか？：自力摂取 or 途中まで自分で食べて少し介助する or すべて介助するなど．
- (8) 移動動作はどうしているか？：杖などを用いて歩いて移動 or 車いすを使用 or スト

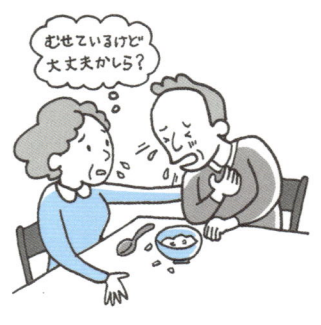

レッチャーなどを使用し寝たまま移動など．
（9）日常生活のリズムはどのようになっているか？
（10）介護力やマンパワーはあるか？：主に誰が介護を行っているのか，また主に介護を行う家族を支える人はいるか．
（11）訪問看護サービスを受けているか？

そして，その内容と次項（「❸ 次に確認すること」）の具体的な身体的状況をもとに，ケアプランの原案作成，または見直しを行っていきます．

2．居宅サービス担当者への情報提供を行う

情報収集した内容と作成したケアプランをもとに，医師・訪問看護師をはじめ，居宅サービス担当者などの関係機関とともにサービス担当者会議を開催します．ここでは利用者さんの相談内容と現在の状態について，サービス事業者間で情報共有を行い，それに基づきケアプランの再検討を行います．そのため，身体状況や生活状況などの具体的な情報提供を行うことで，デイケアでの食事内容の見直しや訪問看護サービスの導入，また必要に応じて吸引器などの医療機器の導入を検討するなど，より目標に近づけた具体的なサービスの調整へつなげていきます．

3．利用者さんの現病歴・既往歴を確認することの必要性

嚥下障害はさまざまな病気だけが原因となるのではなく，加齢に伴い，口から食べることで使われる筋肉や関節運動の低下を生じるため，まずは現病歴や今までの既往歴を確認し，その利用者さんにとって口から食べること・飲み込むことがどれくらい危険性があるかを見抜くことが必要です．

特に最も多い原因は脳血管疾患―脳卒中です．高齢者では麻痺などの明らかな後遺症がなくても脳には病変が認められることが多く，このようなときに他の病気で全身の体力が弱ってしまうと，口から食べることや飲み込むことが突然難しくなることがあります．また過去に誤嚥性肺炎の既往があると，食べ物が食道ではなく気管に入ってしまった場合，不顕性誤嚥といって気管から食べ物を排出する反射機能が鈍ってしまい，誤嚥しても咳が起こりにくくなる状態を生じたり，また長い間食べ物を口にしていないと口から食べることで使われる筋肉や関節運動，また感覚などの機能低下もきたします．

口から食べること・飲み込むことの障害に関連する主な疾患においては，第1章「❷飲み込むことを難しくさせている原因を知ろう」の項を参照してください．

4．利用者さんの栄養状態・栄養摂取方法を確認することの必要性

低栄養とは身体を動かすエネルギーとタンパク質が不足し人間が活動するのに必要な栄養が足りなくなることを言います．低栄養の状態では，体力や免疫力が低下し病気にかかりやすくなってしまったり，また口から食べることや飲み込むことで使われる筋力の低下

をきたすことにより，誤嚥を生じやすくなります．仮に誤嚥というハプニングが発生したとしても，体内の栄養状態が良好であれば肺炎に至らずに済む場合も多いため，栄養状態を確認し低栄養が疑われる際は，かかりつけの医師や訪問看護師へ相談し，栄養状態を整えておくことが必要となります．

5. 栄養摂取方法と栄養摂取量の把握

(1) 栄養管理方法の確認

①口から食事をしている➡食事内容と食事形態，飲水量，食事中のむせや咳などの有無，実際に食べている量と食事にかかる時間，食事の際の姿勢，食欲の有無，摂取カロリー，食事量が少ないときの代替栄養（点滴や経管栄養で不足する栄養素や水分を補う方法）の有無．

②口から食事ができていない➡経鼻経管栄養か？ 胃瘻か？ 中心静脈栄養か？ 末梢静脈栄養かなど．投与している栄養剤の内容と投与量，投与カロリーなど．

(2) 栄養状態の確認ポイント

①BMI（Body Mass Index）

身長からみた体重の割合を示す体格指数であり，痩せや肥満度の目安をあらわします．体重/身長^2(m)であらわされます．

```
＜体格判定基準＞
18.5 未満         ：痩せ
18.5〜25 未満     ：標準
25〜30 未満       ：肥満
30 以上           ：高度肥満
```

②低栄養（脱水も含む）でみられやすい症状

痩せてきた（図1），風邪などの感染症にかかりやすい（図2），傷や褥瘡が治りにくい（図3），皮膚の乾燥がみられる（図4），足のむくみがある（図5），尿量が少なく尿の色

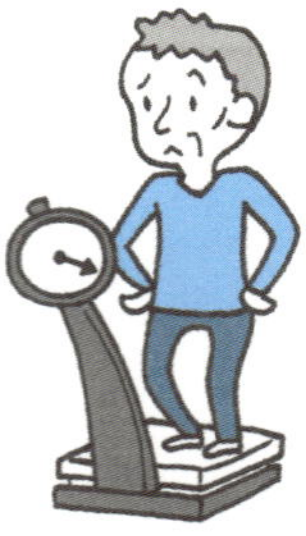

図1　痩せてきた 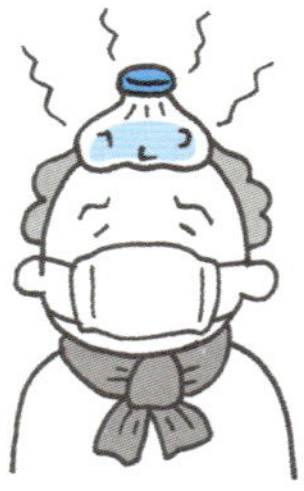　　図2　感染症にかかりやすい 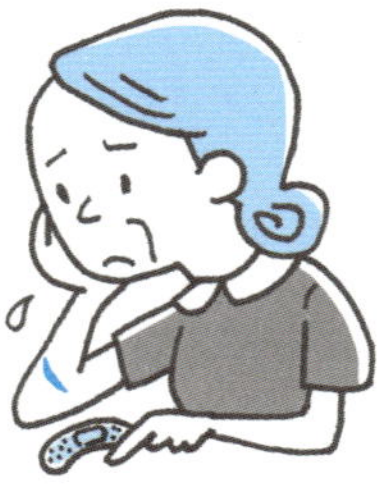　　図3　傷が治りにくい 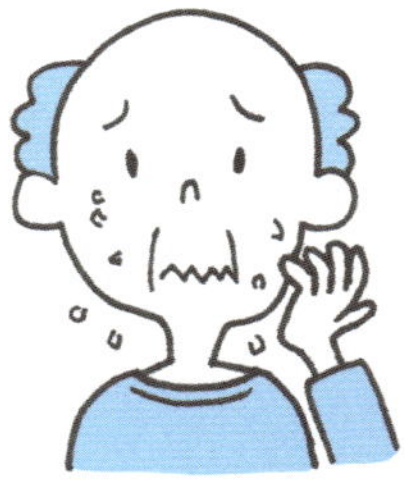　　図4　皮膚の乾燥

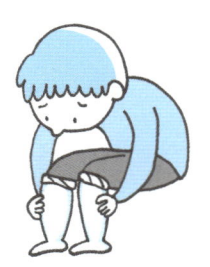

図5 足のむくみがある

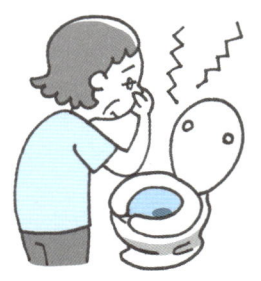

図6 尿の色が濃かったり臭いが強い

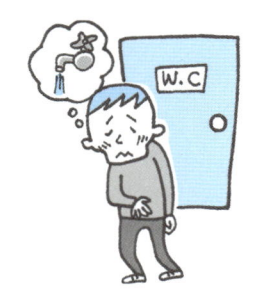

図7 下痢が続いている

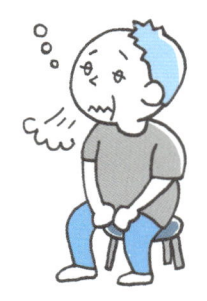

図8 元気がなくボーっとしている

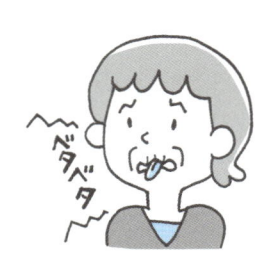

図9 口の中や舌が渇く

が濃かったり臭いが強かったり濁ったりする（図6），下痢が続いている（図7），元気がなくボーっとしている（図8），口の中や舌，唇が渇いており，唾液がベタベタするように感じる（図9）など．

6. 利用者さんの口腔内の衛生状態を確認することの必要性

　口からの食事を開始するときは，口の中が清潔に保たれている必要があります．口の衛生状態が悪いまま食事を行うと，万が一誤嚥した際に口の中に溜まった不潔な唾液や細菌，食べ物の食べかすまで誤嚥してしまうので，誤嚥性肺炎を生じる危険性が高くなります．

　また舌の表面には食べ物の味を感じる味蕾（みらい）という突起がたくさんありますが，食べ物は唾液に溶けることで味蕾から味を感じられる性質を持つことから，口の中が清潔に保たれ，潤っていなければせっかくの食事がおいしく感じられなくなってしまいます．さらに義歯（入れ歯）の管理も必要です．義歯を装着することにより，咀嚼（そしゃく）といって，食べ物を噛んで飲み込みやすい形態にすることだけでなく下顎（かがく）（下あご）が安定するため，スムーズな飲み込みの運動を起こすことにもつながります．

7. 在宅療養での摂食援助における介護力と支援体制を確認することの必要性

在宅生活では生活環境が病院とは異なるため，利用者さんと介護者の理解力や人間関係，生活習慣が影響するとともに，利用者さんの家庭環境に合わせながら，その家庭でできる方法を検討していかなければなりません．特にご家族の介護負担への配慮が重要となります．

3 次に確認すること

❷「相談されたらまず考えること」をもとに，さらにもう少し具体的に利用者さんの日常生活の状況や食事のときの状況について確認し，そこから考えられる問題点を結びつけていきます．以下の表1を参考にしてください．

表1 摂食嚥下の観察ポイントとアセスメント

観察場面	観察項目	観察ポイント	考えられる問題
日常生活における評価	全身状態	・37.5度以上の発熱はないですか ・夜間咳き込んだり，食事中でなくても突然むせたり咳き込んだりすることはありませんか	・誤嚥性肺炎のおそれ
		・尿量が減ってきたりしていませんか ・下痢や便秘はしていませんか	・脱水のおそれ ・下痢に伴う脱水や便秘に伴う食欲低下のおそれ
		・椅子に座った姿勢（座位）はとれますか（背もたれなしで座位がとれる or 背もたれがあれば座位がとれる or ベッド上でなら頭部を起こしたギャッジアップは可能）	・体力の低下により摂食姿勢の保持困難のおそれ
	意識レベル	・意識ははっきりしていますか ・元気がなくボーっとしていることはありませんか ・こちらからの指示が理解できますか	・食べ物の認知困難のおそれ
	摂食嚥下機能	・口を開けたり閉じたりすることはできますか ・おしゃべりはできますか ・唾液を飲み込むことはできますか？（会話中や口腔ケアの際も含めて）	・食べ物の取り込みや食塊形成，のど（咽頭）への送り込み困難のおそれ ・食塊をのど（咽頭）から食道へ送り込むことができないおそれ
	栄養管理の方法（口から食事をしていない場合，食事量が少ない場合）	・どんな栄養剤を使用しており，どのような方法で栄養剤の投与を行っていますか ・一日の栄養剤投与量と水分の投与量はどれくらいですか	・低栄養や脱水のおそれ

(表1つづき)

観察場面	観察項目	観察ポイント	考えられる問題
食事中の評価	口への取り込み	・食事を認識できていますか ・口へ食べ物を取り込むことはできますか ・口へ運ぶペースは速すぎていませんか（飲み込む前にどんどん詰め込んでいませんか） ・一口量は多すぎていませんか ・口から食べ物がこぼれることはないですか ・口から唾液が流れ出ることはないですか	・食べ物の認知困難のおそれ ・食べ物の口への取り込み困難のおそれ
	咀嚼（噛むこと）と食塊形成（しっかりと噛んで飲み込みやすい大きさにまで砕き，ひとまとめにすること）	・どのような食べ物を食べていますか ・食べにくそうにしている食事内容はありませんか ・パサパサしたものや弾力があるものを嫌がり，やわらかいものを好むようになっていませんか ・口は乾いていませんか ・歯はありますか．また義歯を使用している場合は，義歯が合っていますか ・口に取り込んだ食べ物を食塊形成できていますか	・食べ物を咀嚼し，飲み込みやすい大きさに食塊形成することができないおそれ
	のど（咽頭）への送り込み	・食べ物を飲み込むまでに時間がかかりますか ・食べ物を口に溜め込んでしまうことはないですか ・飲み込む際に上を向いたり，顎を突き出すような姿勢をしていませんか ・飲み込んだ後も，お口に食べ物が残っていることはありませんか	・食塊形成した食べ物を口からのど（咽頭）へ送り込むことができないおそれ
	嚥下反射（食べ物の飲み込み）	・食事中や水分をとるときに，むせや咳が出ることはありませんか ・どのような食べ物でむせやすいですか ・食事中ガラガラ声になることはありませんか ・のどがゴロゴロしていることはありませんか ・鼻から水分や食べ物が出てくることはありませんか ・のどに食べ物が残った感じがありますか	・食塊をのど（咽頭）から食道へ送り込むことができないおそれ ・のど（咽頭）に食塊が残ったり，それに伴う誤嚥のおそれ
	食道内通過	・胸に食べ物が残ったり，詰まった感じがすることはありませんか ・食べ物やすっぱい液がのどに戻ってくることはありませんか	・食塊を食道から胃へ送り込むことができないおそれ

(表1つづき)

観察場面	観察項目	観察ポイント	考えられる問題
食事後の評価		・食事の際にかかる時間はどれくらいですか（30〜45分以上かかるか） ・食事の摂取量が少ないときに，それを補うような補助栄養剤などは使用していますか ・食事後に呼吸の乱れや，痰がからみガラガラ声になることはありませんか ・食事後に嘔吐（食べ物を吐いてしまうこと）してしまうことはありませんか	・口の機能と食事の形態が合っていないおそれ ・咽頭に食塊が残ったり，それに伴う誤嚥のおそれ ・食道や胃の蠕動運動の低下のおそれ

4 口から食べるために必要な条件

　口から食事を始める際は，窒息（食べ物による気道の閉鎖）や誤嚥性肺炎といった危険性を伴います．そのため，これらの危険性をできる限り回避することができるよう，以下の項目内容を参考に確認し，かかりつけの医師や訪問看護師に相談してください．

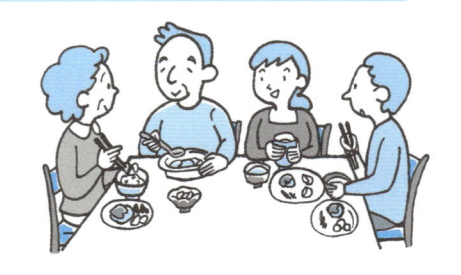

- 意識がはっきりしている．
- 全身状態（血圧・呼吸・脈・体温〈37.5度以上の発熱がない〉）が安定している．
- 唾液の飲み込みができる（自然な唾液の飲み込みが確認できたり，会話中や口腔ケアの際に唾液の飲み込みが確認できる）．
- 口の中が痰や唾液でベトベトしていたりまたは乾燥していることがなく，清潔に保たれている．
- 座位姿勢がとれる（椅子や車いすに座ることができる．またはベッド上で頭部を30度以上に起こしたギャッジアップの姿勢がとれる）．
- 力強い咳ができる．
- 必要時，吸引器などの機器があり使用できる．
- 本人の食べたいという意思がある．
- 介助を行う家族がいる．
- 口から食べる量が少ないときに，経管栄養や補助食品にて不足する栄養や水分を補う方法がある．

　　　＜参考文献＞
　　　　1）向井美恵，鎌倉やよい：摂食・嚥下障害の理解とケア．学研，2003
　　　　2）小山珠美：脳損傷に伴う摂食・嚥下障害経口摂取標準化ガイド—経口摂取実現のためのアセ

スメント・段階別アプローチ．日総研，2005
3) 藤島一郎，藤森まり子，北條京子：ナースのための摂食・嚥下障害ガイドブック．中央法規出版，2005
4) 藤島一郎：脳卒中の摂食・嚥下障害 第2版．医歯薬出版，1998
5) 加藤順一：看護師のための摂食・嚥下アセスメントマニュアル．日総研，2004
6) 市村久美子（編）：実践事例満載で，よく身につく リハビリナースの摂食・嚥下障害看護（リハビリナース2010秋季増刊）．メディカ出版，2010
7) 三鬼達人（編）："あなた"が始める摂食・嚥下・口腔ケア（エキスパートナース臨時増刊号）．照林社，2011
8) 佐々木雅也（編）：NSTのための経腸栄養実践テクニック 経鼻経管栄養・PEG（胃瘻）と栄養剤の選び方．照林社，2007
9) 東口髙志：NST実践マニュアル．医歯薬出版，2005
10) 居宅ケアマネジャー実務支援サイト ケア・フリー（http://homepage3.nifty.com/carefree-keamane/）

第2章　利用者さんから嚥下のことを相談されたら，もしくは疑うとき

2 嚥下障害などの困りごとをケアプランに組み込むとき

　食事は毎日のことです．誰もが生まれてからずっと食事をして生きてきました．おいしいものを食べることは喜びです．そして食事には一緒に食べるという楽しみもあります．一人より家族や大勢の人たちと食べるほうが会話ができます．「おいしいね」と話しかけて，うなずくだけでも楽しいひと時です．

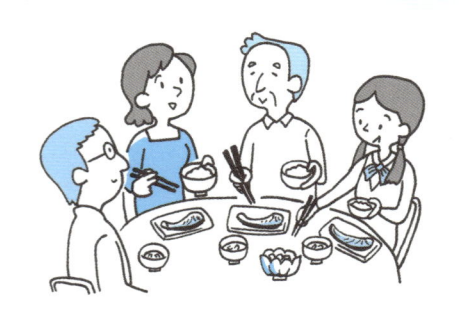

1　どんなときにも「観察」が第一

　利用者さんの家族から，「口の中のものをなかなか飲み込まないのです」「口の中にいつまでも料理が残っているようです」「食事に時間がかかるようになりました」「むせ込んだりします」「食べこぼしが多くなりました」などの話をうかがうことがあります．
　そんなときは，まず直接うかがって様子を拝見します．ご家族からの話もうかがいます．介護支援専門員（以下，ケアマネジャー）は摂食動作や飲み込みの専門家ではありませんが，必要ならばその専門職につなげるためにも事実の確認と観察は重要です．以下のような点を「観察」してきます．
　・どのような椅子に座っているか．
　・椅子とテーブルの関係はどうか．
　・どのような姿勢で食べているか．
　・自分で口に運んでいるのか，介助を受けているのか．
　・箸やスプーンの使い方や食べる様子，部屋の明るさ，テレビがうるさくないか．
　・料理の形態が食べにくさに関係していないか．

2　それぞれのサービスからの報告を統合する

　利用者さんが通所系のサービス（デイサービスやデイケアなど）を利用していたら，そこでの食事の様子も聞き取ります．ご家族だけでなく，家庭での観察事項に加えて利用者さんに関わるそれぞれの立場からの「食事」に関しての情報を集めます．
　・どのくらいの時間で食べているか．

- 食事をする周りの環境はどうか．
- 以前の様子と最近の様子の違いなど．

❸ ちょっと待って「トロミ剤」

デイサービスなどによっては，ちょっとむせ込んだりするとすぐに「トロミ剤を使いましょうか」と簡単に提案してくるところもあります．が，ちょっと待ってもらってください．本当に飲み込みが悪くなっているのか，他の要因はないのか，トロミ剤の前に解決できそうなことはないか，しっかりと見極める必要があります．専門職にも確認を行う必要があります．簡単に「トロミ剤」を使えばいいという判断は禁物です．なぜって，トロミをつけた食事はそれほど「おいしくない」と思われるからです．食事がおいしくないと生活の楽しさが減ってしまいます．

❹ サービス担当者会議の活用

ケアマネジャーが行うケアマネジメントプロセスの中に，ケアプラン原案を検討したり，今起きている課題を話し合って，これからのプランを検討したりするサービス担当者会議があります．

食べることに問題が発生しているという生活上の課題を解決していくために，サービス担当者会議をひらきます．サービス担当者会議には，現在利用しているサービス機関の他に，今後「食べること」に関わる問題解決のために参画してほしいサービスや専門職に声をかけます．

最近は食べること，飲み込みについて意見を聞いたり，相談したりできる専門職が地域にも増えてきました．具体的には訪問歯科サービスなどが誤嚥の検査を行っていたり，言語聴覚士が飲み込みのためのリハビリテーションを訪問で行っています．また，食事については管理栄養士にも話が聞けます．いろいろな食材を工夫して栄養を取るにはどうしたらいいのか，家庭でできることを教えてもらうことができます．

福祉用具専門相談員には車いすとテーブルとの位置関係や座位（ポジショニング）についても検討してもらうことができます．クッションの厚さを配慮するだけでも姿勢は変わります．持ちやすいスプーンやフォーク，滑り止めマット，握りやすいコップなども知っていたら，道具で解決できることはたくさんあります．

介助されて食事をしている場合には，介助の中心的な役割を担っているご家族からその様子をうかがって，情報共有することも忘れてはなりません．

5 認知症への対応

　摂食動作は日常的にほとんど問題がない人でも，認知症による症状によって口の中いっぱいに溜め込んだり，飲み込むことができなかったり，むせ込んだりすることがあります．介護に当たるご家族や介護スタッフは，食事の介助，声かけなどどのように工夫したらいいのか悩みます．食形態もできるだけ食べてもらえる工夫が必要でしょう．
　それぞれの専門職の意見を聞きながら，ケアプランの計画を立てていくことになります．

6 ケアプランは生活全体を把握

　食事に関する問題とはいえ，ケアプランの中では生活という大きな環境の中で考えることが大切です．食事摂取，飲み込み，口腔の問題だけを単独で取り上げるのではなく，食事が生活全体のリズムや生活習慣，活動性に影響を及ぼしていることがあります．したがって，「生活」を観察します．

1. Aさんの例

　Aさんは，デイサービスに行くことをずっと拒否していました．拒否の理由が本当に誰にもわからなかったのですが，デイサービスで行っている「生け花」には参加したいということで，月に2回だけ参加することになりました．
　月に2回の利用でしたが，Aさんがデイサービスで昼ご飯を食べないことがわかりました．「朝ご飯が遅いからいらない」と言い張っていましたが，スープだけは飲むということはわかりました．その後にやっとわかったことは，Aさんはものを食べると歯の隙間にいろいろなものが引っかかってしまい，家でなら楊枝やブラシを使って取るのだけれど，それを人前でするのは恥ずかしい，だから，食べないということだったのです．

2. Bさんの例

　食事と口の問題は生活のさまざまなところに影響を与えます．Bさんは一人で食べていると口の中いっぱいに食べ物を入れてなかなか飲み込めずにいます．だから，食事の最後に薬を飲みましょうというときにはもうくたびれてしまったのか，なかなか口を開いてくれません．薬はいつ，どうやって飲ませようか，ご家族と介護スタッフは考えあぐねます．

3. 専門職との連携，統一したアプローチ

　Aさんには訪問歯科が入って，歯科衛生士による歯石の除去のほか，歯間ブラシの使い方などを練習しました．デイサービスでは，離れた場所の洗面台をAさんのために使わせてくれました．
　Bさんには訪問の言語聴覚士が週に1回来て，嚥下の確認と飲み込みのリハビリテー

ションを行いました．Bさんはデイサービスから「そろそろトロミ剤を使ったほうが安全ではないでしょうか」と提案されていました．しかし，言語聴覚士が，誤嚥していないこと，少量ずつなら飲み込みができていることを確認しました．そして，「食事の前に冷たいお茶を少し飲みましょう」，次に「静かなところで集中して30分くらいを目安に食事をしてみましょう．小さめのスプーンで一口ずつを介護者が確認しましょう」というアドバイスを行いました．「30分くらいで食べないと，せっかくつくってくださった料理が冷めてしまいます．それは残念ですから」という言語聴覚士の言葉には，介護者に向けたやさしい気持ちが感じられました．そのアドバイスをケアマネジャーはケアチーム全体に共有させました．食事に集中できる環境をつくるためにデイサービスでも自宅でも，テレビを消して集中できる場での食事が行われました．しばらくして，Bさんは30分以内で食事ができるようになりました．それほどこぼすこともなく，福祉用具専門相談員が提案した口にちょうど入るくらいのスプーンは大活躍でした．

薬はご家族が薬剤師に相談しました．錠剤を散剤にしてもらうのはどうかとたずねたところ，かえってむせる原因となるのではということで，錠剤をゼリーの中に埋めて舌の上にのせるという工夫をしました．

7 やってみることはいろいろある

食事が毎日のことだけに，関わるご家族やサービススタッフが工夫してみることはいろいろありました．また，専門職からのちょっとしたアドバイスが具体的に役に立ったこともあります．

ケアマネジャーはまさに専門職という人的な資源をマネジメントし，サービス全体での情報の共有を図り，問題の解決へ向けてケアチームのチームワークを固めていきました．それぞれの場で起こった小さな変化をできるだけ共有していくことに努めました．「今日はよく召し上がりましたよ」「この頃いい調子ですよね」「ご自宅で奥さんも頑張っていますね」という報告のような，励ましのようなコミュニケーションがチームを支えていました．

8 ハードルを低くして，まずは飛び越える

ケアプランの目標は，具体的で，達成可能なものでなくてはなりません．「誤嚥しないように食べること」というよりは，長期目標は「楽しく3回の食事を確実に食べよう」とし，短期目標は「30分以内で少量ずつ口に運ぶ」として，3カ月後にすべてのサービスにおいて食事の評価を行うこととしました．

難しいことをいつまでも目標に掲げるより，簡単なことから一つずつやり遂げていくようにすると，どんなに難しいことも前向きに進んでいけるようになります．順を追って，

簡単なハードルを用意していくことがケアマネジャーの役割であるとも思います．

❾ 少しずつの達成を確認し合うこと

　嚥下障害といっても幅広い症状があります．在宅でその症状に気がつくのはやはりご家族でしょう．だからと言って，ご家族が介護のすべてを負うことは困難な場合も少なくありません．関わる職種とサービスが一体となって，問題の解決にあたれるように調整していくことがケアマネジャーには求められています．

　今後，認知症の症状も「嚥下」に大きく影響を持ってきます．食事は生命に関わる重大事ですから，認知症に関しての知識や対応の技術も求められます．ご家族の持つ力も十分に把握して理解し，専門職を上手に活用していくことが，ケアマネジャーの使命といっても言い過ぎではないと思います．

第2章 利用者さんから嚥下のことを相談されたら，もしくは疑うとき

3 病院に相談する前に
―ここは押さえておこう

　嚥下障害について，病院での検査やリハビリテーションなどを依頼する場合，受診前にしっかりと準備を整えておくことが大切です．事前準備を十分にしておかないと，実際に病院で診察や検査などを行っても，情報が不足しているため不十分な評価しか行えない危険性やリハビリテーションなどを今後行うにしても，誰を中心に話を進めていけばよいかなど，病院側としても今後の方針決定にとまどってしまいます．では実際にどのような準備をしていけばよいのでしょう．

1 紹介状・お薬手帳・採血や画像データ

　現在，診てもらっている主治医からの紹介状は必ずもらうようにしてください．経過が長い場合は，その間に生じた病気などについても記載してもらうようにしてください．特に肺炎などで入院した場合は，忘れずに記載してもらうようにしましょう．紹介状の他にも，どのような薬を飲んでいるのか，採血などの検査結果なども併せて準備するとよいです．薬については，紹介状を書いた主治医以外の病院や診療所など複数のところからもらっている場合は，薬局で使用しているお薬手帳などを持参するとすべての薬を把握できるので，お薬手帳も忘れずに準備してください．また胸のレントゲン写真や頭のCTなどの画像データがあれば，受診時に持っていくことを勧めます．情報の一つであると同時に，嚥下障害の原因や状態を調べるために，新たにレントゲンやCTなどの検査を行った場合，以前の状態と比較して変わりがないのか，何か新しい原因が生じているかなどの変化を確認することができるからです．

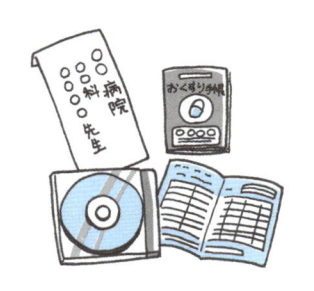

2 現在の状態についての整理

　どのような生活をしているのかを事前にまとめておくことも大切です．例えば，実際に食事をしているのか，食事をしている場合は，どのような食事（通常の食事か，ペーストや刻み食かなど）をしているのか，どれくらいの量を食べているのか（介護者と同じくらいの量か，半分くらいかなど），どれくらいの時間が食事にかかるのか，自分で食べているのか介助が必要なのか，食べていない場合は栄養剤の種類は何か，どれくらいの量を入れ

ているかなどをまとめておきましょう（表1）．他にも主に介護する人は誰なのか，主介護者以外に手伝ってくれる人はいるのか，現在，何をどれくらいの頻度でサービス利用しているか，介護用ベッドは使用しているのかなども含まれます．

　これらの情報をもとに，診察所見や嚥下造影検査，嚥下内視鏡検査などの結果を通して，今後のリハビリテーション計画や介護指導などを病院側は考えていきます．

表1　病院に相談する前に準備，確認しておくこと

医療情報	食事	経管栄養	家庭環境	介護保険
紹介状（現病歴・既往歴）	食事内容（刻み食・ペースト、水分のトロミの有無など）	栄養および水分投与量	同居人数・構成	介護度
画像データ	実際の摂食時間	経管栄養剤の内容	日中・夜間に介護に関われる人数など	ベッドの有無
採血データ	自力摂取か介助かなど	経管栄養投与時刻および要する時間など	家屋状況	サービス利用状況など
内服薬情報など			生活リズム	
			家族の経口摂取に対する思いの強さなど	

3　適切な付き添い人

　病院での問診や診察の際，嚥下障害の状況や日頃の様子をうかがうにあたり，日頃の状況がわからない人が付き添いで来ても十分な情報を得ることができません．また今後のリハビリテーション計画や介護指導を行うにしても，主介護者がいなければ十分に説明が伝わらない危険性があります．嚥下造影検査や嚥下内視鏡検査は，嚥下障害の状態を動画でみてわかるので，実際の動画をみながら嚥下障害について説明を受けると，何が実際に問題なのかが非常によくわかります．動画をみて説明を受けるのと，ただ言葉だけの伝達で説明を受けるのとでは，介護者の嚥下障害に対する理解度が大きく異なります．そのため，病院に受診する際は必ず主介護者の予定に合わせて日時を設定することが重要です．時に主介護者も高齢などの理由により理解力が低下している場合は，主介護者だけでなく，他の家族やケアマネジャー，訪問看護師なども同席するとよいでしょう．

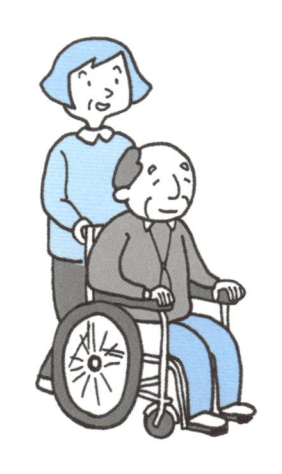

❹ メモ帳を持参

　病院での検査や説明を受けると多くの新しいことに気づくと思います．その際，その場では理解できても，自宅に帰ると忘れてしまうことやあやふやになってしまうことがあります．本来ならば，嚥下障害の検査を行った病院が，検査結果の説明や自宅でのリハビリテーション方法，食べるための条件などを紙に書いてお渡しするとよいのですが，実際には口で説明して終了してしまう場合も多いと思います．そのため，必ず気づいたことや説明を受けたことをメモし，そのメモの内容が正しいかを病院にいるうちに確認してから帰宅するようにします．ケアマネジャーも病院に同席することが難しい場合も多く，ご家族がメモを取っていると今後のケアプラン作成に生かせるので，病院受診前に内容をメモするようにお願いし，帰宅後メモの内容をみせてもらうように事前に説明しておくとよいでしょう．

　わざわざ病院に行って，各種検査やリハビリテーション指導などを受けるのですから，最大の効果を得るために，しっかりと事前準備を整えてから受診に臨みましょう．

第2章　利用者さんから嚥下のことを相談されたら，もしくは疑うとき

4 訪問言語聴覚士の仕事を知ろう

　言語聴覚士は，ことばや認知の他，飲み込みの練習の専門家です．訪問言語聴覚士は評価の後，利用者さんやご家族の希望を聞き，自宅でできる練習を考えて一緒に練習していきます．

　飲み込みの評価では，口の中の動きの他，ご飯・おかずの形態や食事のテーブル・椅子・食器や姿勢が適切であるかを観察し，別の方法がよさそうであれば相談のうえ試します．食事のときは，むせのタイミングや食べるペースや口の中の残り具合などを観察し，上手に食べる技（第3章-2 自宅でできる「食べる練習」参照）を練習していきます．また，あると便利な物品や練習で使う物品についてもアドバイスします．

1 訪問での飲み込みの練習例

（1）最近の様子をうかがい，バイタルを測定します．
（2）姿勢を整え，首や肩をリラックスさせます（図1）．
（3）口の中を観察し，必要があれば口腔ケアをします．
（4）頬や唇や舌や歯茎をマッサージしたり動かします（図2，図3）．
（5）大きな声を出したり，口をしっかり動かしながら発音します（図4）．
（6）食べ物を使って練習します（図5）．
（7）練習の様子などを記録します．

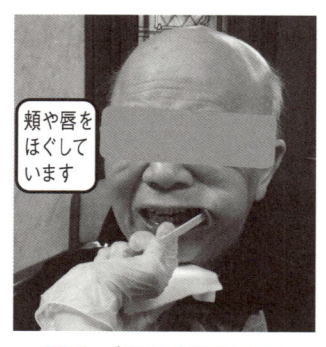

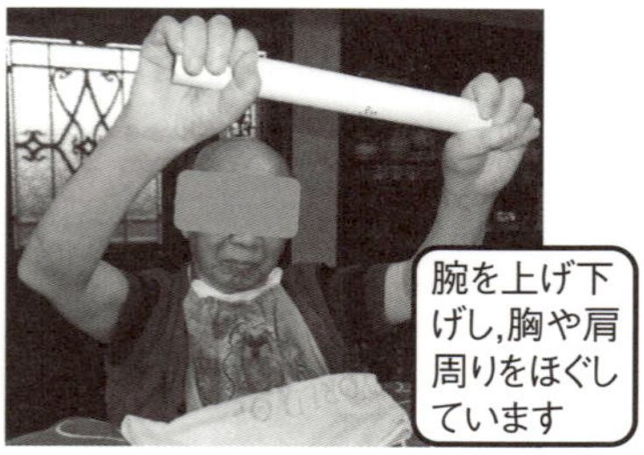

図1　肩をほぐす
（腕を上げ下げし，胸や肩周りをほぐしています）

図2　頬や唇をほぐす
（頬や唇をほぐしています）

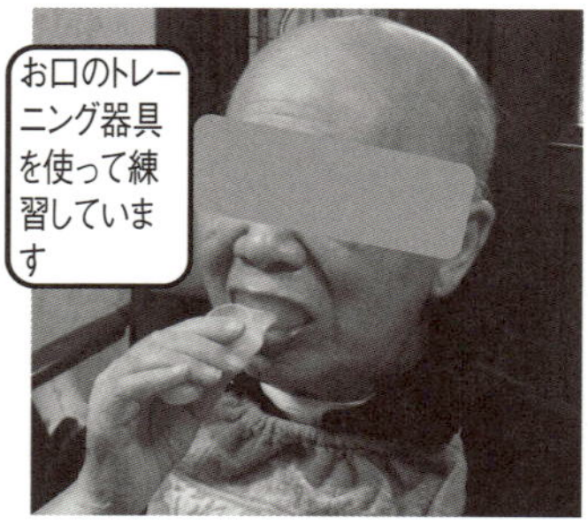

図3　トレーニング器具での練習
（お口のトレーニング器具を使って練習しています）

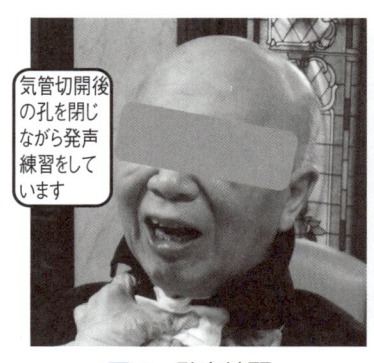

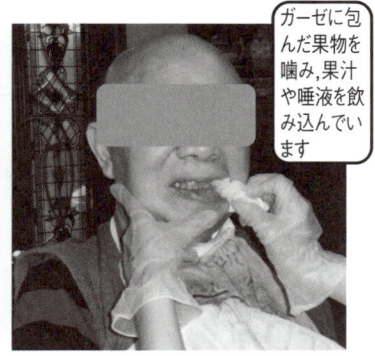

図4 発声練習　　　図5 果汁を飲み込む練習

(気管切開後の孔を閉じながら発声練習をしています)

(ガーゼに包んだ果物を噛み,果汁や唾液を飲み込んでいます)

❷ 飲み込みの練習で使う物品

飲み込みの練習を安全で効果的にすすめるために，お口のトレーニング専用の器具を用いたり，ゼリーやトロミを用いることがあります．下記に使用する物品の例を示します．

1. 口腔トレーニング器具（図6）

器具を舌の上におき，上顎に押しつけて舌の力を鍛えたり，歯と唇の間にはさみ唇を閉じ，器具をひいて唇の力を鍛えます．

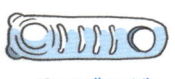

ペコぱんだ　　ラビリントレーナー

図6　口腔トレーニング器具

2. 開口保持具（図7）

口腔ケアや口中のマッサージのときに，歯で噛まれないようにしたり，噛んだままで唇や舌だけを動かす練習をします．

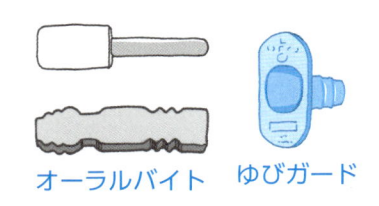

オーラルバイト　ゆびガード

図7　開口保持具

3. 呼吸トレーニング器具（図8）

口にくわえて息を吸い込んだり長く吐くことで，咳によって吐き出す力をつけます．

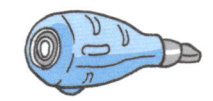

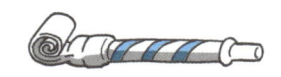

アカペラ　　吹き戻し

図8　呼吸トレーニング器具

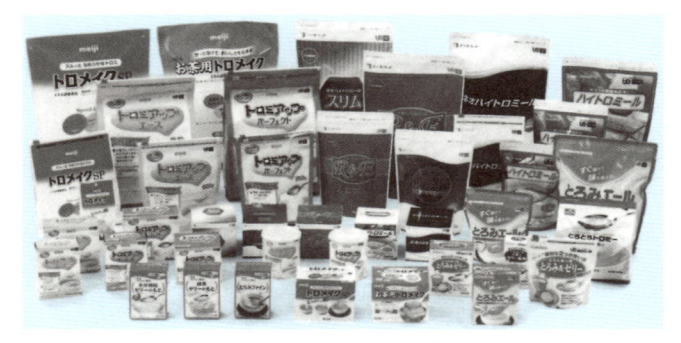

図9 トロミ調整食品，ゼリーの素
（日本訪問看護財団：在宅看護で助かる！ 食べる力のサポートブック．2012）

4. 嚥下訓練用ゼリー，トロミ調整食品，ゼリーの素（図9）

　飲み込みの練習に，やわらかく飲み込みやすく，口の中で溶けにくい嚥下訓練用のゼリーを用いることがあります．また，水分にトロミをつけゆっくりとのどへ流れるようにする，粉末状の食品やゼリー状に固めるものを用いることもあります．購入はインターネット通販サイトや介護用品用カタログによる注文が可能です．

3 言語聴覚士からケアマネジャーへのお願い

　上手に飲み込めていないような様子（第1章-5「飲み込みの異常に気づくポイントは？」参照）があれば，早めに訪問言語聴覚士がいる訪問看護ステーションや病院，診療所などへ相談・依頼をしましょう．利用者さんやご家族と直接話し訪問リハビリテーションへの不安を取り除いたり，予防的に訪問することもできます．

第2章 利用者さんから嚥下のことを相談されたら，もしくは疑うとき

5 知っておくと便利な相談窓口

1 相談窓口について

　嚥下障害の原因は多く，また多くの職種が協力して治療を行います．そのため相談窓口もさまざまであり，どこに相談を持ちかけたらよいのか悩むことも少なくありません．実際に嚥下障害を治療している科は，リハビリテーション科，耳鼻科，神経内科などが中心です．近年では，歯科も嚥下障害の治療を行うようになり，特に在宅や施設への訪問診療を中心に活動しています．

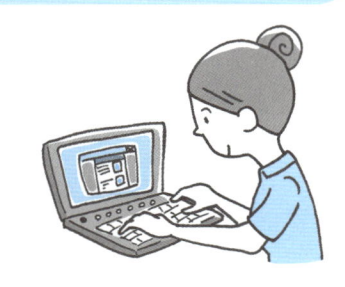

　また肺炎が死因の上位に位置し，高齢者の誤嚥性肺炎は見過ごせない状況になってきました．このような現状から，市や区単位で嚥下障害への対策や誤嚥性肺炎予防に取り組む自治体も増えてきています．しかし，実際に嚥下造影検査や嚥下内視鏡検査などの検査やリハビリテーションとなると，病院や医院が具体的な相談窓口になるでしょう．では，どうやって相談窓口を探せばよいのでしょうか？　最近はインターネットを使うと多くの情報が得られます．その中には，嚥下障害に対する相談窓口の情報もありますので，探して問い合わせてみるとよいでしょう．

1. 日本摂食嚥下リハビリテーション学会

　日本摂食嚥下リハビリテーション学会では，嚥下障害に関する研究発表を行ったり，学会員の嚥下障害に関する知識を高める機会をつくったり，実際の臨床場面で困ったことに対応するなどの活動をしています．その中で，学会の中心的な役割を果たしている評議員の人たちが所属する医療機関について，北海道から鹿児島まで嚥下リハビリ相談窓口として一般向けに公開されています．ホームページのアドレスは http://www.jsdr.or.jp/consult/ です．掲載されている医療機関は，都道府県によりその数はばらつきもあり，まだまだ数は少ないですが，嚥下障害の治療を専門に行っている病院やクリニックですので，もし近くに問い合わせ窓口があるようなら相談するとよいでしょう．

2. 嚥下障害に関する研究会

　嚥下障害に関する研究会は全国で非常に多く開催されています．インターネットの検索サイトで，お住まいの都道府県名と「嚥下」文字を入力して検索すると，研究会が発足し

ていない地域もあるかもしれませんが，多くの地域では何かしらの嚥下に関する研究会が活動していると思います．各地域で活動している研究会ですから，その研究会に問い合わせてみると，相談窓口になる医療機関の情報が得られるかもしれません．また，残念ながら研究会が発足していない地域でも，嚥下障害の診療をしている医療機関の情報が，検索サイトに表示されることがありますので，その情報を手がかりに相談してみるとよいでしょう．

3. 医師会，歯科医師会

各地域に医師会や歯科医師会があります．近年，医師会や歯科医師会が中心となって嚥下障害に対する取り組みが行われている地域もあります．そのため最寄りの医師会または歯科医師会に問い合わせてみるとよいでしょう．地域の医師会や歯科医師会は，それぞれの地域の医療機関が中心になって活動しているので，紹介された医療機関への受診のアクセスも比較的よいと思われます．

❷ おわりに

現実には，医療機関の数は多い地域と少ない地域とのばらつきも大きく，それとともに嚥下障害の評価や治療を行う医療機関も，多い地域と少ない地域に分かれてしまっています．また，一口に嚥下障害の相談窓口といっても予約が必要な場合や，外来でのみ対応する場合，入院して評価や治療を行う場合など対応は様々です．日頃から，地域の医療機関の情報を収集し，どの医療機関がどこまで対応可能なのかを知っておくとよいでしょう．

ケアプランに活かす嚥下障害イラストブック

第3章

家族や介護者にもできる口腔ケア・嚥下リハビリと注意点

1 口腔ケアの実際

2 自宅でできる「食べる練習」

3 「食べる」を支える介助のコツと注意点

4 知っておきたいリスク管理について

5 胃瘻周囲の皮膚トラブルへの対処

6 下痢への対応はどうする？

第3章　家族や介護者にもできる口腔ケア・嚥下リハビリと注意点

1　口腔ケアの実際

1　基本は本人

　毎日行う口腔ケアはできる範囲で利用者さん本人に行ってもらいましょう．自分で道具（歯ブラシ）を持つことはスプーンや箸を持つことにつながり，自分で歯を磨くことはスプーンや箸を口もとまで運ぶことにつながります．

　また歯磨き動作は，手の動き，口の中を鏡でみる，歯ブラシが歯や歯肉に当たっている感覚，歯ブラシが動くときに聞こえるシャカシャカという音，歯磨き粉の香り・味など，いろいろな感覚が使われ，脳への刺激にもなります．「介助したほうが，早くて，きれいにできる！」と思うかもしれませんが，ADL（日常生活動作）維持，自尊心の維持のためにも，時間の許す範囲で本人に行ってもらいましょう．ケア用具を本人の手の届くところに置いたり，道具を持ちやすくするなど工夫（図1）することで，自分で磨けることもあります．

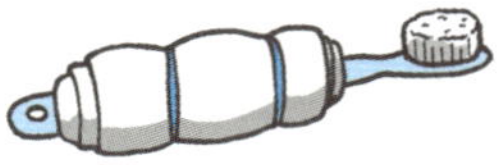

図1　持ちやすくする工夫
握力が弱い方，手指先に麻痺のある方は少しグリップ（持つところ）を太くすると持ちやすい．ポリエステルのシートを巻きつけ輪ゴムでとめる．

2　介助するときのポイント

(1)　介助される側の気持ちを考えましょう
　人に磨いてもらうことに抵抗を感じている方は，意外と多くいます．

(2)　安全で楽な姿勢をとりましょう
　頭部を固定し顎を引くようにしましょう．顎が上を向いてしまうと，口の中に溜まった唾液を誤嚥することがあります．

(3)　ケアの途中で時々，口を閉じ，小休止しましょう
　ずっと口を開けたままですと，疲れたり，呼吸が苦しくなったりします．表情に変化がないか気をつけましょう．

(4)　道具（歯ブラシなど）を使うときは，やさしく，力を入れすぎないようにしましょう
　力を入れているつもりはなくても，磨かれている側は強い力を感じている場合があります．歯磨き時に「痛い」という印象を残さないようにしましょう．

(5) 道具を持っていないほうの手もケアに参加しましょう

あいている手で口唇を除けたり（図2），頬を広げると口腔内がよく見えてケアがしやすくなります．歯の咬む面（咬合面）には指を置かないようにしましょう．反射で咬み込みが起き指をけがすることもあります．

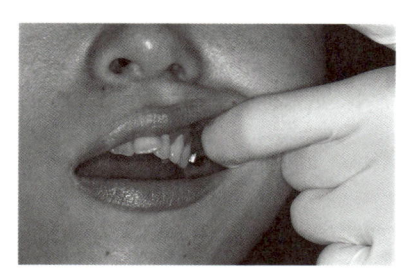

図2　口唇を除ける

3　口腔ケア用具と使い方

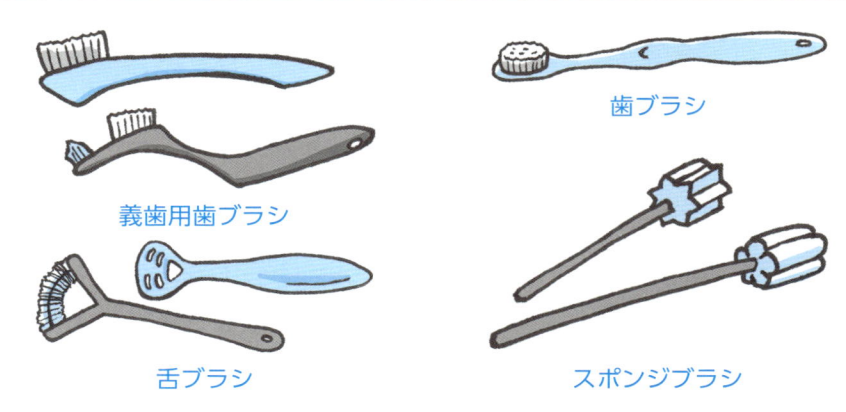

図3　口腔ケア用具例

口腔ケア用具には次のようなものがあります（図3）．

(1) 歯ブラシ

大人用歯ブラシでブラシの部分が小さめで，毛がナイロンでやわらかいものが磨きやすいでしょう．特に歯肉がブヨブヨ腫れていたり歯肉から出血する方は，やわらかい毛の歯ブラシを使いましょう．

使い方のポイントは①毛先は歯と歯肉の境目にあて，②軽い力で，③小刻みに動かし，④ブラシに汚れがついたら適宜，コップの水で洗いながら使います．

プラーク（汚れ）のつきやすいところは①歯と歯肉の境目，②歯と歯の間，③下の前歯の裏側，④奥歯の咬む面（咬合面），⑤一番後ろの歯の後ろ側などです（図4）．

(2) スポンジブラシ（スポンジスティック）

歯肉や頬の内側，上顎，舌の表面など粘膜の清掃に使います．スポンジ部分を水で濡らし，水気を軽く取ってから使います．食べかす（食物残渣）や汚れが

図4　プラークのつきやすい部位

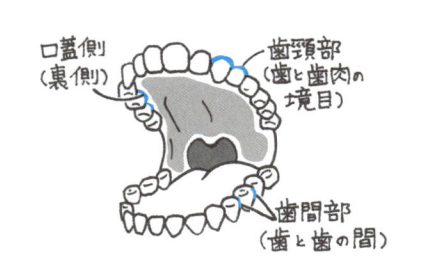

ついたらスポンジ部分をコップの水で洗いながら使いましょう．

(3) 口腔ケア用ティッシュ

　粘膜の清掃に使います．ノンアルコールで保湿成分が入っています．指に巻いて拭き取るように使います．うがいができない方や歯がまったくない方，災害時など水が使えないときなどに便利です．

(4) 義歯用ブラシ

　義歯専用のブラシです．毛はナイロンで固めで，毛の部分の面積が広く，義歯の清掃に適しています．歯ブラシで清掃することも可能ですが，一般の歯ブラシの場合，義歯の金具部分を洗うとブラシの毛が曲がったり折れたりし，その状態の歯ブラシで口の中を磨くと，頬や歯肉などに毛先が当たり痛くなることもあります．また義歯専用のブラシがケア用具の中にあると，食後に忘れず義歯を洗うことにつながります．

(5) 舌ブラシ

　舌清掃専用のブラシです．舌の表面を奥から手前に軽くかき出すように使います．舌の汚れ（舌苔）を一度にすべて除去することはできません．何回かに分けて，根気よく除去します．舌の表面や口の中が乾燥している場合は，保湿ジェルなどを塗布してやわらかくしてから除去します．

(6) 保湿ジェル

　口の中が乾燥しているときに，ケア前後や就寝中，臥床中に塗布します．

(7) コットンガーゼ

　うがいができない方などの唾液の拭き取りに使います．

(8) ノーズカットのコップ

　口元に持っていったとき，鼻に当たる部分がカットされていて，顎を上げずに口の中に水が入っていきます．

(9) ガーグルベースン

　洗面所で行えないときや洗面所に行っても，水の吐き出しがシンクにできないときに使います．

義歯の洗い方

　流しのシンク内に洗面器などを置き水を溜めます．万が一，義歯を落としても水がクッションの役目をしてくれるので，義歯の破損，破折の予防になります（図5）．歯磨き粉に入っている研磨剤が義歯の床の部分を傷つけるので，歯磨き粉は使用せず流水下で義歯用ブラシを用いて磨きます．その際には義歯の表側，裏側，金具の裏側など隅々まで磨きます．ぬめりが取れるまでしっかり磨くことがポイントです．また汚れの付きやすいところ

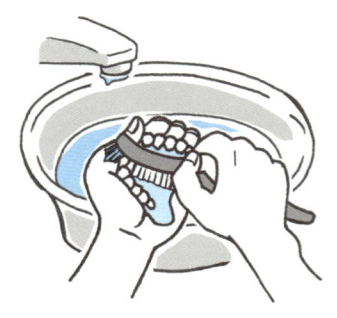

図5　義歯ブラシでの清掃

（図6）は特に意識しましょう．

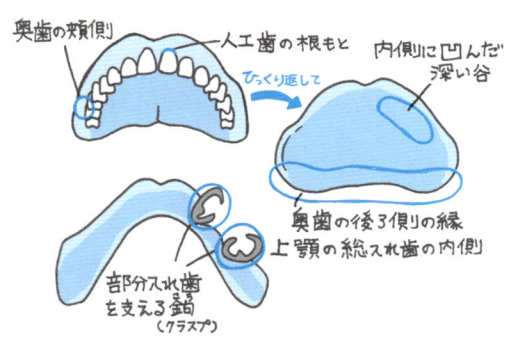

図6　入れ歯の汚れやすい部位

④ 姿勢

座位が基本ですが，難しい場合にはその方の状態に合わせ，なるべくベッドをギャッジアップするようにします．寝たきりの方はクッションやタオルなどを利用し，側臥位の体勢をとりましょう．どの場合でも頭部を安定させ，顎が上がらないようにします．

⑤ 口腔ケアの実際

安全な口腔ケアのために

口腔ケアの際，誤って噛まれてしまうことがあったり，介護者の手指に小さな傷があると，そこから細菌やウイルスは侵入してきます．感染予防のため，口腔ケア時はグローブを使用しましょう．使用したグローブにはだ液がついています．一人の方から次の方への感染を防ぐため，一回の使用で捨てるようにし，同じグローブで何人もの人の口腔ケアをしないようにしましょう．

咳やくしゃみが目立つときはマスクも着用しましょう．

1．声かけ

口の中をみられるのははずかしいと思う方は多いと思います．なんの説明もなく，いきなり口を触ろうとすると口腔ケアへの拒否が強くなってしまうこともあります．口というデリケートなところを触らせていただくという気持ちで『これからお口のケアをしますね』という声かけは必要です．リラックスしていただくために，以下の手順を踏んでみましょう．

・日常生活の何げない会話でコミュニケーションをとる．
・口から遠いところから，やさしく声かけしながら触れていく．手・手のひら→腕→肩→頬（口）
・顔に触れ，だ液腺のマッサージや口のストレッチを行う（だ液が出て口の中が潤う）．

2. 姿勢を整える

誤嚥を予防するために姿勢を整えることはとても大切です．

(1) 椅子に座れる場合（図7）

なるべく深く腰かけてもらい，同じ目線の位置で口腔ケアを行います．相手より目線が上になると，顎が上がってしまいますので注意してください．

口の中を触ると刺激で唾液が出てきます．顎が上がっていると，唾液がのど（咽頭）のほうへ流れていき，誤嚥の危険があります．場合によっては，顎が上がらないよう頭を腕や手で支えます．

(2) ベッドで行う場合

どうしても座位がとれない場合は，できるだけ上半身を起こして座位に近づけます．目線の位置・顎の位置に注意しましょう（図8）．上半身を起こせない場合は，側臥位（横向き）で行います（図9）．麻痺がある方は健側を下にし，頭や首の後ろに枕やタオルを入れて，顎を少し引いた状態になるようにします．ひざの下や足元にも，タオルやクッションを入れると身体が崩れずに安定します．ベッドの高さを介護者に合わせて高くすると，介護者側の姿勢も楽になります．どの姿勢であっても口腔内に溜まった唾液が，のど（咽頭）のほうへ流れないよう吐き出してもらうか，ガーゼなどで拭き取りましょう．

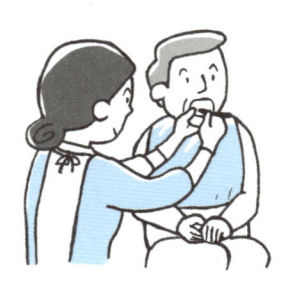

図7　座位の場合

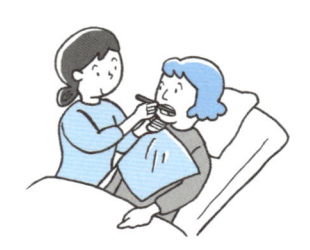

図8　ベッド上の場合

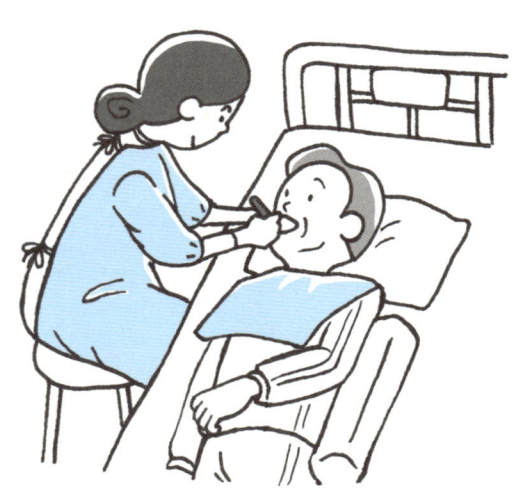

図9　側臥位の場合

3. 洗口

洗口には頬を動かすブクブクうがいと，のどを動かすガラガラうがいがあります．口腔ケアでは，口の中の食べかすを取り除き，口の中を潤わせるブクブクうがいを行います．

使用する道具…コップ（場合によってはノーズカットのコップ）

- 口の中に水を入れます．水の量が少なすぎると食べかすが取れず，多すぎると誤嚥の危険性が高くなるので気をつけましょう．

・唇を閉じ，頬をふくらませてブクブク動かします．

・水を吐き出します．

　一連の動作を行うためには唇を閉じることができる，水を吐き出せる，頬を動かせる，鼻で呼吸ができることが必要です．

4. 粘膜の清掃

　粘膜とは口の中の頬，歯ぐき，唇，上顎などのやわらかい組織のことです．歯だけでなく粘膜にも細菌や食べかすが付着します．口の機能が健康であれば，自分で清潔を保つ力である自浄作用が働き，汚れが洗い流されますが，口の機能が低下していると自浄作用が働きにくくなるため，粘膜の清掃が必要となります．粘膜を清掃することにより，粘膜を清潔に保つだけでなく，①口の感覚を取り戻す，②口の筋肉のトレーニングになる，③粘膜の新陳代謝を促す，④だ液の分泌を促すなどの効果があります．

　粘膜はケアしないとだ液の出が悪くなり，乾燥し汚れやすくなるので，口から食べていない方も粘膜の清掃は必ず行いましょう．

　　使用する道具…スポンジブラシまたは軟毛の歯ブラシや口腔ケア用ティッシュ

・コップを二つ用意し，一つは洗い用，もう一つは湿らせ用とします．

・スポンジブラシを湿らせ用の水につけて余分な水分を絞ります（誤嚥予防）

・粘膜についた汚れを，奥から手前にやさしくかき出すように取り除きます（図10）．

・汚れがついたら洗い用の水で汚れを落とし，湿らせ用につけて余分な水分を絞ります．

・これを繰り返し，粘膜全体を清掃します．

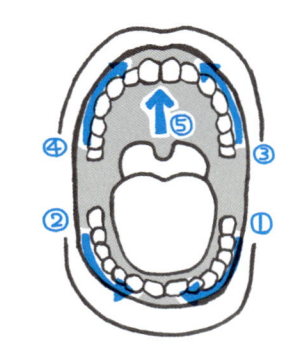

図10　粘膜の清掃の順序

5. 舌の清掃

　健康な舌はよく動き，上顎と適度な摩擦により新陳代謝を繰り返しているのでピンク色を呈しています．新陳代謝がうまくできないと，舌の表面に細菌やだ液の成分などが溜まり白色から黄色の色を呈します．これが舌苔といわれるものです．

　抵抗力が落ちている高齢者にとっては，細菌が多く含まれている舌苔がたくさん付着していると，誤嚥性肺炎の危険性が高まってきます．舌の清掃は誤嚥性肺炎の予防だけでなく，①だ液の分泌を促す，②舌のリハビリ，③口臭の改善，④味覚の改善などの効果もあります．

　　使用する道具…スポンジブラシ，舌ブラシ，軟毛ブラシ，保湿剤

・舌の表面が乾燥している場合は保湿剤を塗り，舌苔をふやかします．

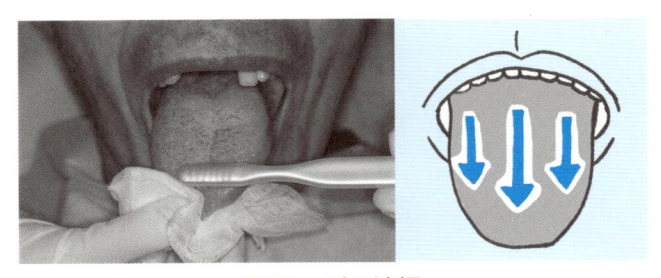

図11 舌の清掃

・奥から手前に4～5回，舌の表面を軽くこすります（図11）．嘔吐反射が強い場合はあまり奥まで入れないようにしましょう．

6. 歯の清掃（図12）

歯垢のたまりやすい場所は主に歯と歯ぐきの境目，歯と歯の間です．この部分に歯ブラシの毛先を当て，当てた場所で10～20回小刻みに動かしましょう．磨く力が強すぎると歯ぐきを傷つけたり，また痛みが生じると口腔ケアの拒否につながることもあります．人の歯を磨くときは，自分の歯を磨くときより力が入りやすくなるので注意しましょう．

最後に口腔ケアの実際の流れ（図13）を次頁に入れておきます．

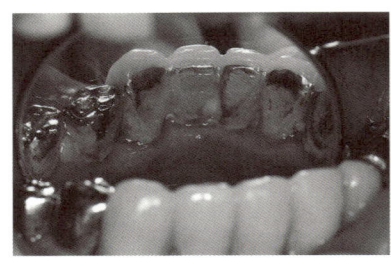

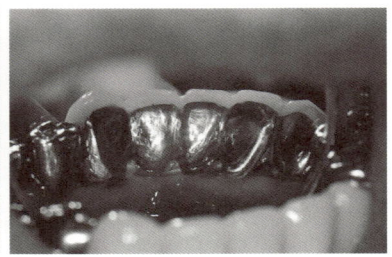

図12 歯磨き前と歯磨き後
金属の光り方が違うのがわかる．

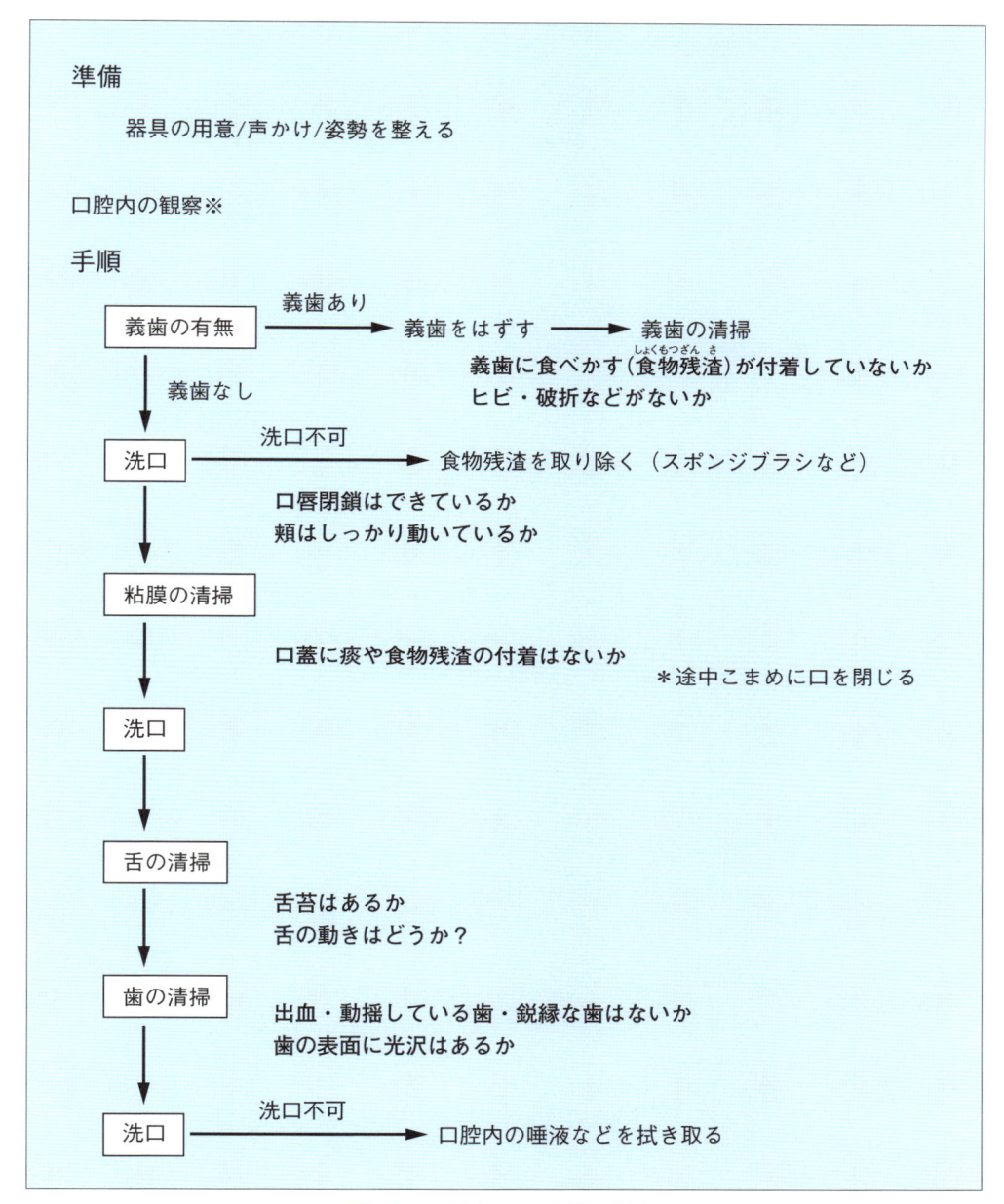

```
準備
    器具の用意／声かけ／姿勢を整える

口腔内の観察※

手順

  ┌─────────┐   義歯あり    義歯をはずす ──→ 義歯の清掃
  │ 義歯の有無 │───────→                義歯に食べかす（食物残渣）が付着していないか
  └─────────┘                         ヒビ・破折などがないか
       │義歯なし
       ▼
  ┌────┐    洗口不可
  │ 洗口 │────────→ 食物残渣を取り除く（スポンジブラシなど）
  └────┘
       │     口唇閉鎖はできているか
       │     頬はしっかり動いているか
       ▼
  ┌─────────┐
  │ 粘膜の清掃 │
  └─────────┘
       │     口蓋に痰や食物残渣の付着はないか     ＊途中こまめに口を閉じる
       ▼
  ┌────┐
  │ 洗口 │
  └────┘
       │
       ▼
  ┌─────────┐
  │ 舌の清掃  │
  └─────────┘
       │     舌苔はあるか
       │     舌の動きはどうか？
       ▼
  ┌─────────┐
  │ 歯の清掃  │    出血・動揺している歯・鋭縁な歯はないか
  └─────────┘    歯の表面に光沢はあるか
       │
       ▼
  ┌────┐    洗口不可
  │ 洗口 │────────→ 口腔内の唾液などを拭き取る
  └────┘
```

図13　口腔ケアの実際の流れ

※口唇および口腔内が乾燥している場合はケアの前に保湿剤を塗り，口腔内を湿らせてから行います．
　ケア後も保湿の目的で保湿剤を塗ります．
　ブクブクうがいができる方は，あらかじめブクブクうがいをしていただくと，口の中が潤うだけでなく
　食物残渣が取り除けます．
※口腔内に唾液が貯留していたり粘稠性（ねんちゅうせい）（ねばり気があって濃いこと）の唾液・痰などがある場合は，ケ
　ア前にガーゼなどで拭き取るまたは吸引してから行います．

第3章　家族や介護者にもできる口腔ケア・嚥下リハビリと注意点

2 自宅でできる「食べる練習」

1 食事以外の時間にできる「食べる練習」

飲み込みに関わる部分をトレーニングすることで，上手に飲み込めるようになったり肺炎を予防することができます．以下に食事以外の時間にできる練習を紹介します．

1. 腹式呼吸（図1）

食べ物や飲み物でむせたり詰まりかかったときに，しっかりと吐き出すことができるようお腹の力を鍛えます．

息を吐くときにお腹を引っ込め，吸うときにお腹をふくらませます．横になったりお腹に手をあてて練習すると呼吸のコツがつかみやすいです．

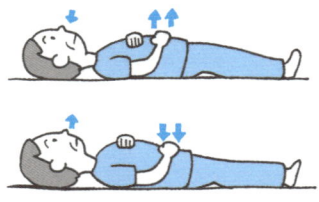

図1　腹式呼吸の練習

2. 頭上げ練習・嚥下おでこ体操

ゴックンのときはのどが上や前へ動き，食道への入口が開きます．頭上げ練習はこれらののどの動きを鍛える効果があります．仰向けになり，肩を床につ

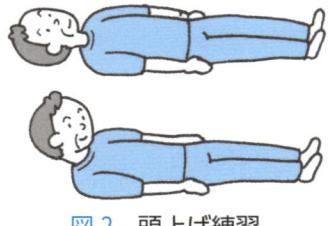

図2　頭上げ練習

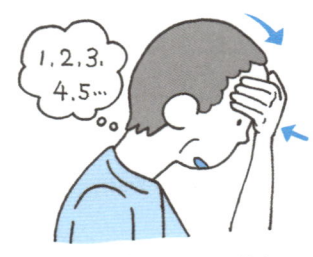

図3　嚥下おでこ体操

けたまま頭だけを持ち上げてつま先を見ます．筋力を要するため，回数や時間を徐々に増やしていきます（図2）．また，手をおでこに当てて押さえながら，頭を前に突き出すことでも，のど周辺の筋肉をトレーニングできます（図3）．

3. 嚥下体操（図4）

食前のリラクゼーションとして行うと効果的です．体や口を動かすことで，姿勢を整えたり目を覚まして食事に臨んだり，唾液の分泌を促すことができます．自治体や施設でも介護予防として積極的に行われています．

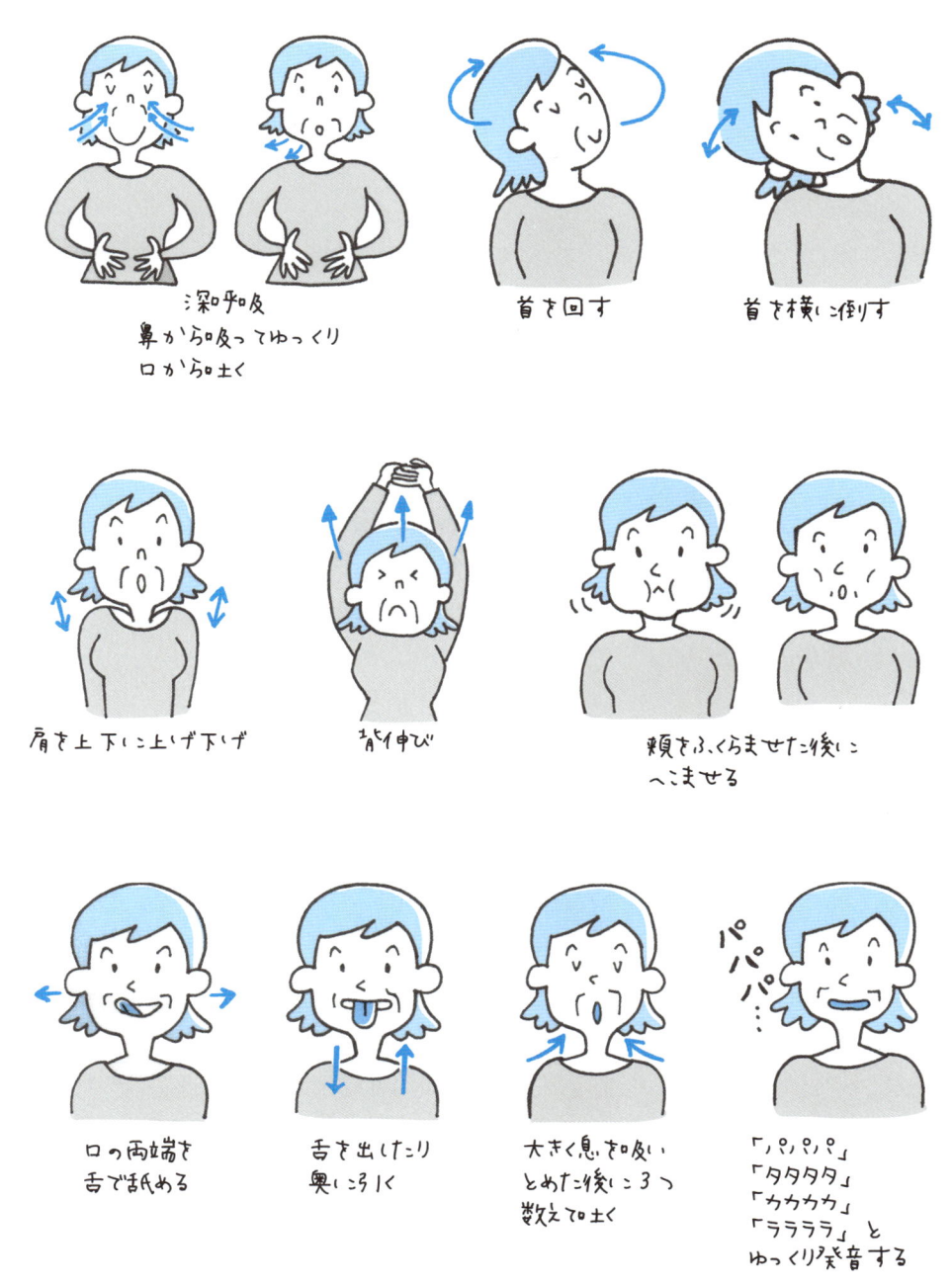

図4 嚥下体操

4. 発声練習，発音練習（図5）

　声の振動源である声帯がしっかり閉じることで，食べ物が気管に入りにくくなります．また，はっきり発音することで唇や舌や頬やのどが動き，食べ物を上手に噛んだり送り込みやすくなります．

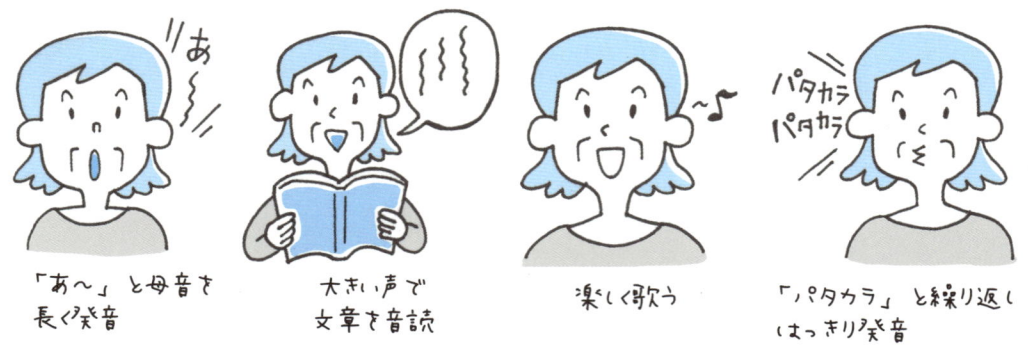

図5 発声・発音練習

「あ〜」などと母音を長く発声したり，大きな声で音読をしたり歌ったり，「パタカラ」と繰り返し発音したりなど，それぞれ好みの方法で声を大きく長く出しましょう．

5. 吹く練習（図6）

息を吹くと反射的に鼻と口をつなぐ道が閉じるため，食べ物が鼻へ逆流しやすい場合に行うと効果的です．また咳で吐き出す力も鍛えられます．

コップの水をストローでそっと吹き，息継ぎせず長く吹き続けます．誤って水を飲んでしまう場合は，ティッシュペーパーに向かって吹いたり，吹く道具などを吹きます．勢いよく吹くのではなく，長くそっと吹くことがポイントです．

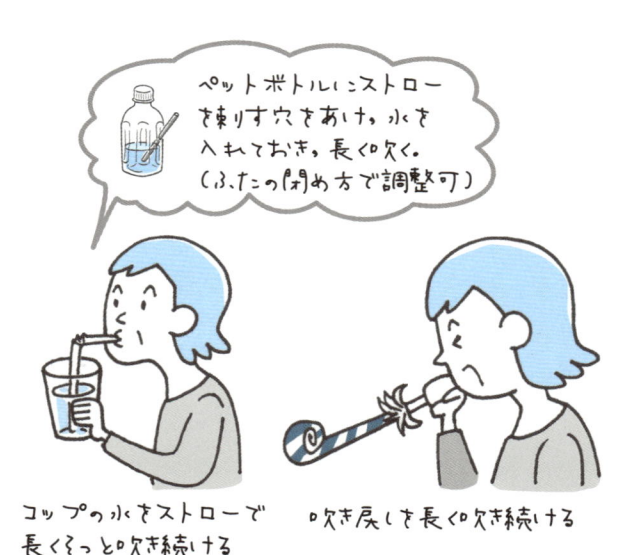

図6 吹く練習

6. 冷たい刺激でマッサージ（図7）

冷たい綿棒やスプーンなどで軟口蓋や奥舌付近をこするとゴックンが生じやすくなるため，ゴックンの反射が起こりにくい場合に行うとよいでしょう．

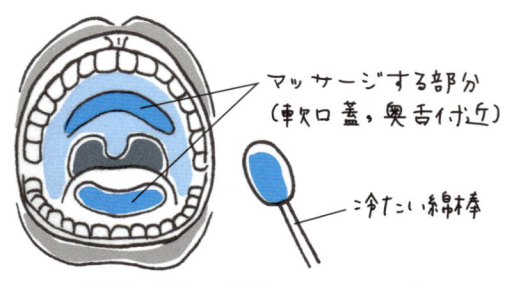

図7 冷たい刺激でマッサージ

❷ 食事のときに使える飲み込む技の練習

飲み込む技を練習することで，上手に飲み込めるようになることがあります．どんな技が適切であるかは，言語聴覚士と相談のうえ練習していきます．

1. 交互にゴックン（図8）

ご飯やおかずを飲み込んだ後に，ゼリーや飲み物を飲み込むと，口やのどに残った食べ物がなくなることがあります．

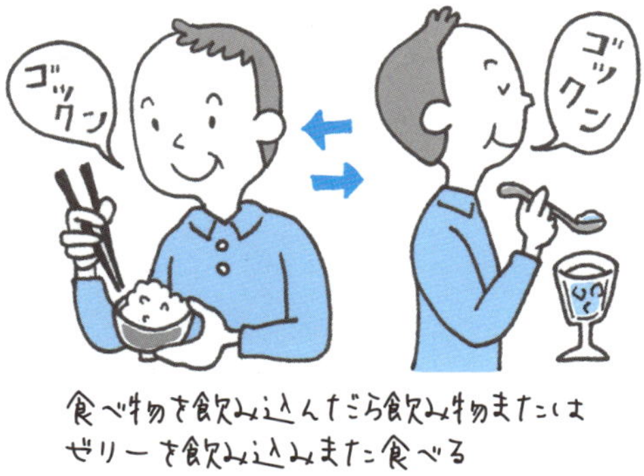

図8　交互にゴックン

2. 軽くお辞儀してゴックン（図9）

軽くお辞儀をしながらゴックンすると，のどがリラックスし食べ物の通り道が広がって，安全に飲み込めることがあります．反対に上を向いてゴックンするとむせやすくなります．

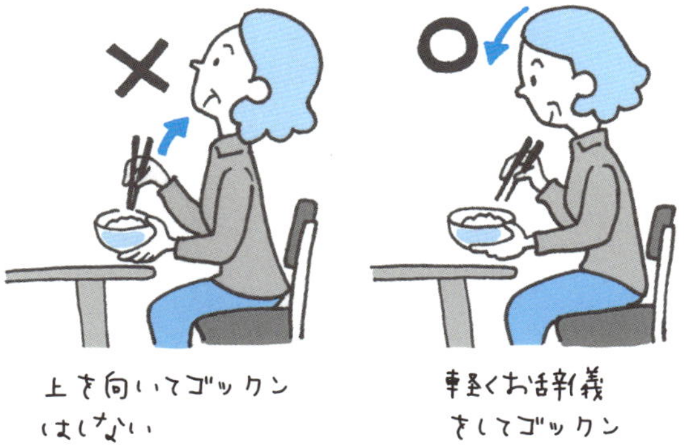

図9　軽くお辞儀をしてゴックン

3. 何度もゴックン（図10）

一口につき一度ゴックンするだけでなく，何度もゴックンすると，口やのどに残った食べ物がなくなることがあります．

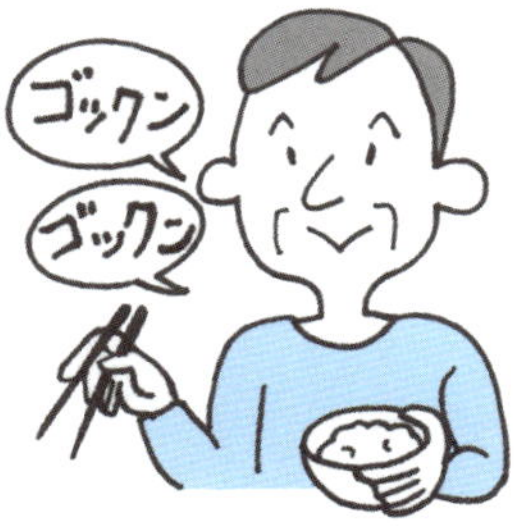

図10　何度もゴックン

4. 舌に力を入れてゴックン（図11）

舌に力を入れてゴックンすると，食べ物が残りにくくなることがあります．

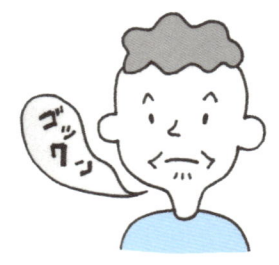

図11 舌に力を入れてゴックン

5. 横を向いてゴックン（図12）

右や左を向きながらゴックンすると，のどに残った食べ物がなくなったり，のどに残りにくくなることがあります．

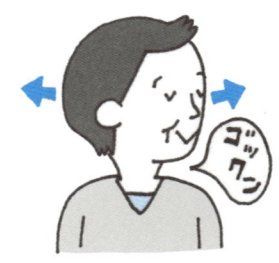

図12 横を向いてゴックン

6. 息を止めてゴックンハー（図13）

鼻から息を吸い，息を止めてゴックンすると，気管への道が閉じて安全に飲み込みやすくなります．またゴックンの後に「ハー」と息を吐くことで，気管へ入りかかった食べ物や飲み物を出すことができます．

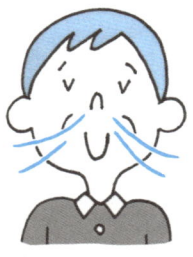

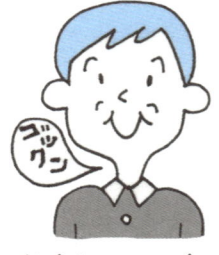

鼻から息を吸い息を止める　飲食物を口に含みゴックン　「ハー」と息を力強く吐く

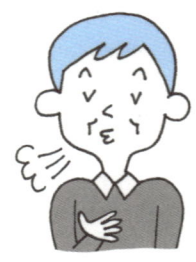

図13 息を止めてゴックンハー

7. リクライニングにしてゴックン（図14）

ベッドや車いすでリクライニングすると，気管が上で食道が下になり，食べ物が気管へ入りにくくなります．また，重力によって食べ物を口からのどへ送り込みやすくなります．

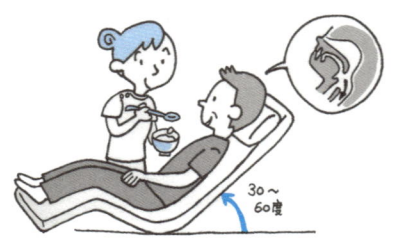

図14 リクライニングにしてゴックン
飲食物は重力によりのどの奥の壁を通って食道に送り込まれる．

70

8. 麻痺側を上にしてゴックン（図15）

　ベッドで麻痺のある側を高くし，頭を麻痺側に向けてゴックンすると，動きのよい側を食べ物が通り，のどに残りにくくなることがあります．

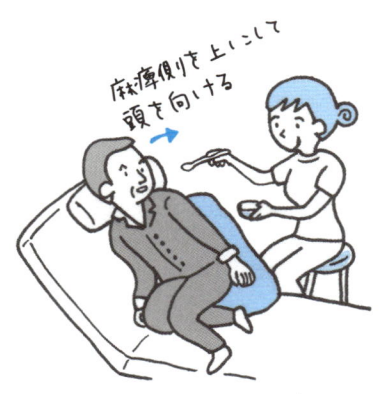

図15　麻痺側を上にしてゴックン

3 まとめ

　「嚥下訓練はむずかしい」というイメージを抱いている方もいらっしゃると思いますが，すぐに取り組めることもありそうだと思いませんか？

　食事以外の時間にできる練習を一つでも継続して行ったり，食事のときに飲み込む技を少し取り入れてみるだけで，スムーズに飲み込めるようになることも多いですので，利用者さんに提案してみてください．

第3章　家族や介護者にもできる口腔ケア・嚥下リハビリと注意点

3 「食べる」を支える介助のコツと注意点

　利用者さん本人が「おいしい，食事が楽しい」と思うことができて，安全に「食べる」ことができるようにするには，どのようなことが必要なのでしょうか．今までの項と重複する部分もあるかと思いますが，理解を深めていただければと思います．

1 食べる前に確認したいこと

　安全に「食べる」ためには食べる前からの準備が大切です．これから食事をするということがわかり，食事に集中できる環境に整えることから始め，利用者さんが「さあ，ご飯を食べよう」と思えるように，次のようなことを確認してみましょう．

1. 食事に集中できる環境になっていますか？

　テレビの画像や音，ザワザワとした話し声が聞こえたり，常に人が出入りする場所では注意が散漫になり，食事から意識がそれてしまいます．食事の間はテレビを消して，できるだけ人の出入りや外から入る音が少なくなるような環境を心がけましょう．

2. しっかり覚醒していますか？

　食行動は，まず食事を認識することから始まります．食べ物を目で見て確認し，手で触ったりにおいを嗅いで，どのくらいの量をどうやって食べるかを判断します．そのためには，しっかりと目覚めていることが重要です．ウトウトしているときには，口腔ケアや嚥下体操などの準備運動を行って覚醒を促してみましょう．

3. 口腔内は清潔で潤っていますか？

　口腔内が汚れていたり乾燥していると，唇や舌がうまく動かず，口に入れた食べ物も口の中の粘膜にはりついてしまい，食べ物をまとめにくくなります．また，舌が汚れた状態や乾いた状態では「味」を感じにくくなります．食事の前には必ず口腔内を確認して，汚れている場合には，まず口腔ケアを行います．汚れていなくても，口腔内が乾燥している場合には舌や頬の粘膜を指で刺激したり，唾液腺のマッサージ（図1，図2）を行って，唾

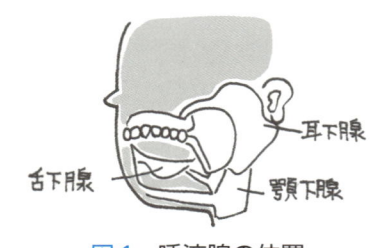

図1　唾液腺の位置

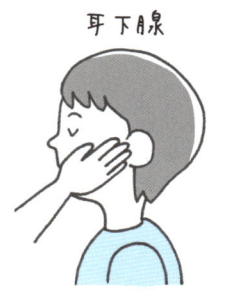

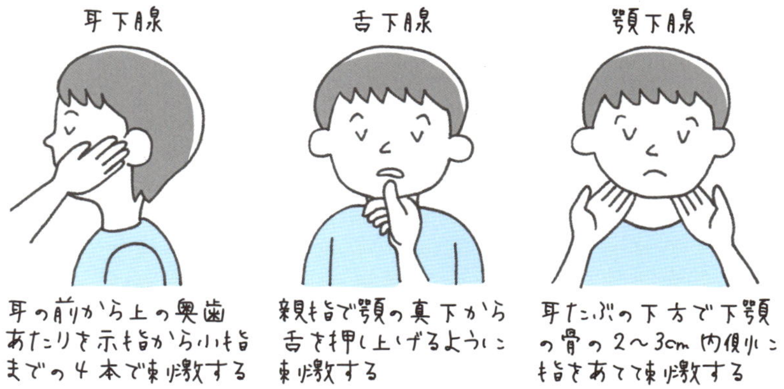

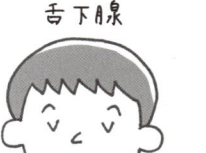

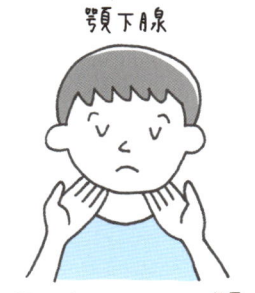

図2 唾液腺マッサージ

液の分泌を促して口腔内を潤った状態にしましょう．

4. 姿勢や体位は安定していますか？

　安定した食事姿勢は，誤嚥の防止に有効であるだけでなく，利用者さんの自己摂取能力を引き出す重要な要素にもなります．不安定で無理な姿勢により首や体幹が過度に緊張した状態では疲労しやすく，むせや誤嚥を生じやすくなります．また，箸やスプーンなど食具の操作がしにくくなることもあり，食事に集中できないこともあります．

　利用者さんの側で介助をしていると全体の様子をみることができないため，姿勢の確認をするときは，いったん利用者さんから離れて利用者さんの正面や側面，背面から全体を観察し，首が上を向いていないか，体幹がねじれていないか，肩や手の位置が下がっていないかなどを確認するとよいでしょう（図3，図4）．

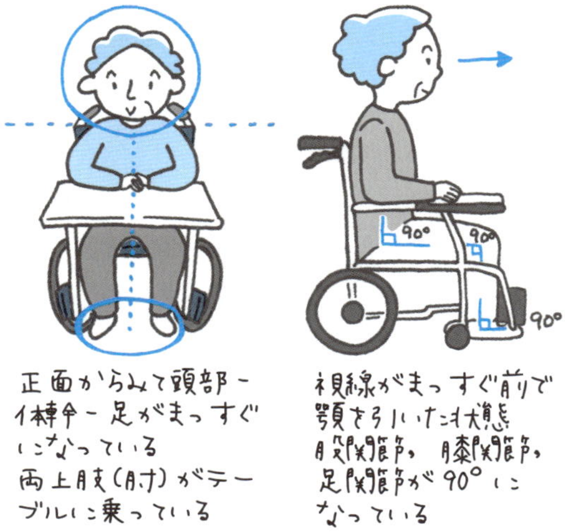

図3 姿勢の確認

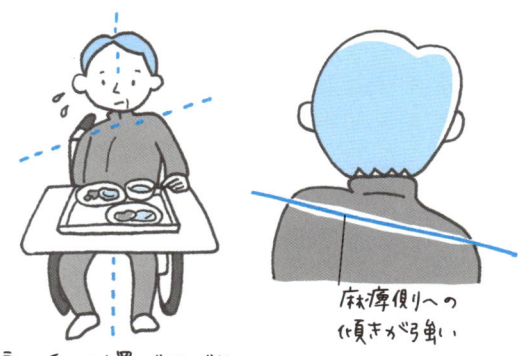

図4 不安定な座位姿勢

（1）椅子または通常の車いすを使用した姿勢

　椅子を使用している場合は，深く腰かけ足底がしっかりと床につく状態とします（図5）．足底が床につかないときは足台などで補正をします．クッションを背部と腰の間に入れると体幹が安定します．

　車いすを使用している場合も殿部が背もたれに隙間なく接するように深く腰かけ，フットレストを上げて足底がしっかりと床につく状態とします（図6）．椅子のときと同様に必要に応じて足台などを使用します．背部から左右のバランスを確認して左右への傾きがある場合には，脇の下から体幹にそってバスタオルやクッションを入れて補正するとよいでしょう．

　テーブルの上に肘が乗り，上肢が自由に動く状態かどうかを確かめ，テーブルが高すぎる場合は座布団などで座面を高くしてみましょう．

　座位姿勢を整えてもむせを生じることが多い場合は，体幹を倒して60度座位にすることで誤嚥を減らすことができます．椅子の背もたれ部分にクッションを入れて背中を後ろにつけるか，リクライニング車いすを使用するとよいでしょう．

（2）ベッド上での姿勢（図7，図8）

　舌の動きが悪く，食べ物が口の中に溜まってしまい，なかなかのどに送れない場合は，リクライニング位として重力を利用することで，送り込みに有利になります．嚥下障害が重度で誤嚥の危険性が高い場合は，30度リクライニング位とします．首の下に枕を2つくらい入れて，首を下向き加減にすると気管の入口が狭くなって誤嚥しにくくなります．リクライニングの角度が45度以上であれば，利用者さんがお膳の上の食べ物を見ることができ，自力摂取が可能です．

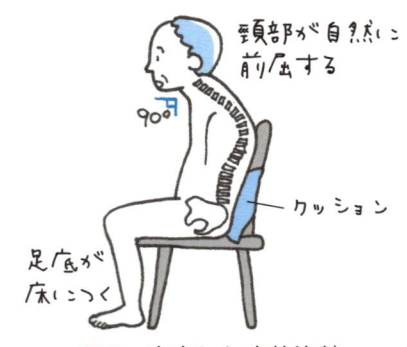

図5　安定した座位姿勢

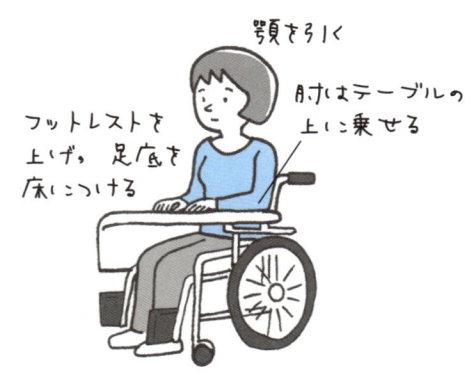

図6　安定した車いすでの食事姿勢

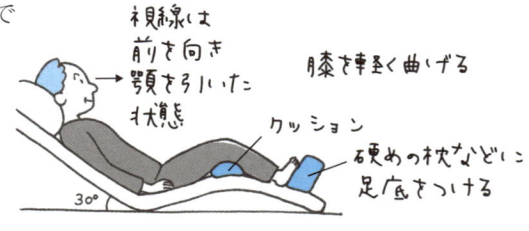

図7　安全なベッド上での食事姿勢

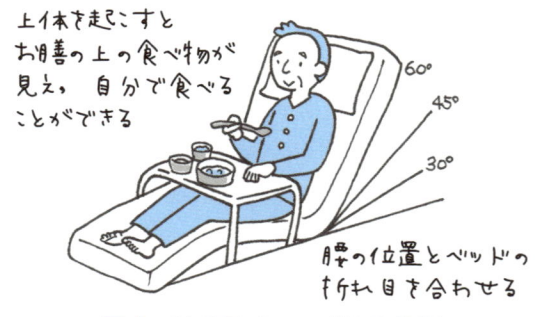

図8　リクライニング位の角度

ベッド上での姿勢を安定させるには，腰の位置とベッドの折れ目の部分を合わせて座り，軽く膝を曲げて膝下にクッション類を置きます．足底部にも枕や硬めのクッションなどを置いて安定を図ります．膝を曲げて足底を安定させることにより，腹部の緊張を和らげることができます．顔が上を向き顎が上がった状態ではむせやすくなるために，顎を軽く引いた程度の角度になるように枕をあてます．体幹が左右に傾いていないかを確認して，傾きがある場合は脇の下から体幹にそってクッションや枕を入れて補正するとよいでしょう．

5. 機能に合った食べ物を選択していますか？

医師や歯科医師などに指示された食形態がある場合は，自宅で継続できているかどうか確認します．指示された食形態が特にない場合に，硬いものや大きいものが食べにくいときはまず歯のチェックをしましょう．虫歯があれば早めに治療し，入れ歯が合っていないときは調整をします．そのうえで，一口大くらいに小さくする，切り目を入れる，煮込む，蒸す，する，つぶすなどで歯ぐきでつぶせるくらいのやわらかさにしてみるとよいです．

パサパサ，ボソボソしたものが飲み込みにくくむせやすい場合は，少し水分を加える（パン粥，お粥），油脂やつなぎでまとまりやすくする（マヨネーズであえる，卵や山芋をつなぎに使うなど），トロミをつけてバラバラにならないようにする（あんかけ風にする），ミキサーにかける，ゼリー状に固めるなどの工夫ができます．

少量で栄養価の高いもの，形態を調整しているものなど市販品も数多くあります．医師や看護師の助言を受けながら適切なものを選択し，上手に活用することで栄養状態の維持とともに介護負担の軽減につなげることができます．

6. 食べやすい食具を選択していますか？　（図9）

大きいスプーンを使用すると，口に運ぶ際にこぼれを防ごうとしてすすってしまいむせを引き起こしやすくなります．そのため，スプーンホールが浅くて食べ物全体が舌の中央に入る程度の小さめのスプーンを選びましょう．介助で摂取している場合は，柄の長いものを使うとスプーン操作がしやすくなります．

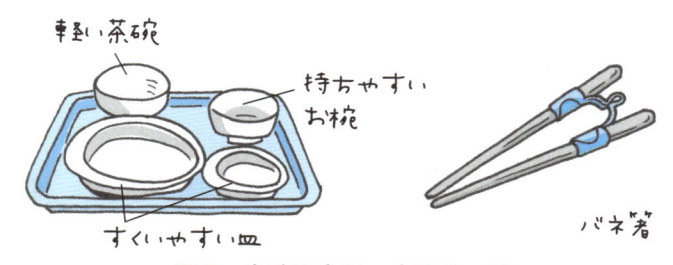

図9　介助用食器・食具の一例

利用者さんが自力で食事を摂取している場合は，食べる動作に応じた道具を選択することが重要です．柄が太くて握りやすいスプーンやフォーク，握力が弱くてもつまめるバネ箸，底に傾斜があり側面が深くなっていてすくいやすい皿など，工夫された道具もあります．トレイやお膳に滑り止めマットを敷いたり，よく絞った濡れ布巾を敷いてその上に食

器を乗せると滑りにくく，食べ物をすくいやすくなります．

　また，食器やエプロンの模様や柄が気になり食事がすすまなくなる場合は，できるだけ模様や柄の少ないものにするとよいでしょう．視力障害がある場合は，食べ物の色と食器の色が似ていると区別しにくいことがあるので，食べ物が目立つような食器の色にしてみましょう．

❷ 安全においしく食べるための介助のコツ

　食事をするときには食べ物を目で見る（視覚），においを嗅ぐ（嗅覚），触る（触覚）などの感覚情報をできる限り活用することが大切です．そのためには，利用者さんが正面位で下向き加減になった状態で食べ物を認知できるような位置に食膳を置くようにするとよいです（図10）．さらに次のようなことを確認しましょう．

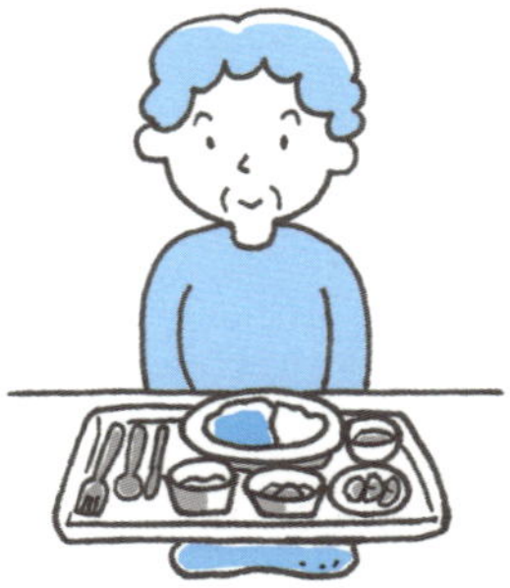

1. 介助者の位置は適切ですか？　（図11）

図10　食膳は本人の正面位に置く

　介助者が立ったままの姿勢で食事介助を行うと，利用者さんは介助者の顔や目線に注意が向いてしまい，食膳の上の食べ物に注目することが難しくなります．また，立った状態では利用者さんの顔よりも高い位置から食事介助をすることになり，利用者さんは上を向き顎を上げた状態で食べ物を口に取り込むことになるため，むせを生じやすくなります．利用者さんが椅子や車いすを使用しているときは，介助者も椅子に座り目線の高さを合わせて食具を操作する側（右手でスプーンを持つときは右側）から，食事介助をするようにしましょう．利用者さんがベッド上で食事をする場合も，介助者は椅子に座って介助しますが，利用者さんが介助者よりも高い位置になるようベッドの高さを上げると，利用者さんの目線が自然に下向き加減となり，顎を引いた状態をつくることができます．

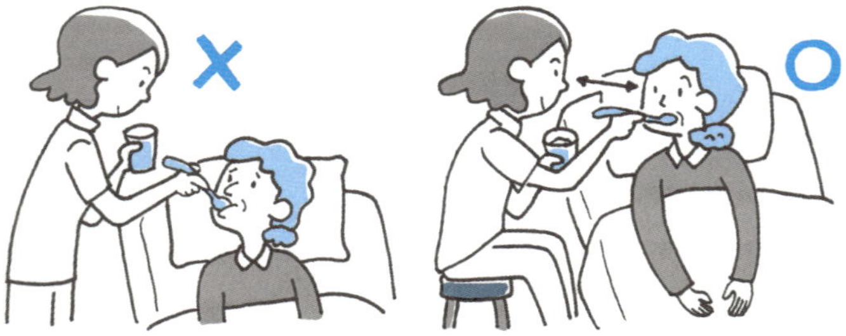

図11　介助者と利用者さんの位置

2. 一口量は多くなりすぎていませんか？

　一口量が多すぎると，一度に口の中に入らず食べこぼしてしまう原因になりますし，こぼさないようにしようとして食べ物をすすってしまい，むせの要因にもなります．加齢に伴って一度に飲み込める量が少なくなるため，一口量が多いとのどに残ってしまい「ゴックン」と飲み込んだ後に，吸気と一緒に気管のほうへ流れ込み，むせや誤嚥を生じやすくなります．あるいは何度も「ゴックン」と嚥下反射を繰り返すうちに，嚥下と呼吸のタイミングがずれてしまい，むせにつながることもあります．

　そのため，小さくて浅めのティースプーン程度の大きさを目安にして，1回の嚥下で飲み込めるような一口量を心がけましょう．

3. スプーンをうまく使えていますか？

　食膳は利用者さんにみえる位置に置き，器から食べ物をスプーンですくってみせます．スプーンホール全体が舌の上にのるように口に入れたら口を閉じてもらい，上唇でスプーンをすべらせるようにして，ゆっくりとやや上向きに引き出すようにスプーンを引き抜きます（図12）．利用者さんが自分で口を閉じることができないときは，上唇を介助者の指で下に引き，口を閉じる介助をします．スプーンを引き出すときには，利用者さんの顎が上がらないように注意しましょう．

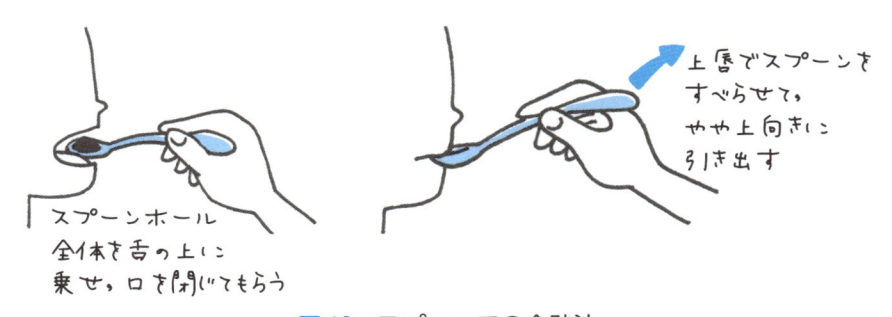

図12　スプーンでの介助法

4. 食べるペースは適切ですか？

　自力摂取をしている利用者さんの場合は，口の中に食べ物が入っている，あるいは「ゴックン」と飲み込んでいないのに，次の一口をどんどん入れてしまうというように食べるペースが速すぎると，嚥下と呼吸のタイミングがずれたり，のどに食べ物が残ることでむせや誤嚥を起こしやすくなります．ペースが速すぎるときには「ゴックンしてから，次の一口にしましょう」というように声をかけて，ペースダウンを促します．ただし，介助が必要な利用者さんの場合に口へ運ぶペースが遅すぎると，次の一口を待つ間に飲み込むタイミングをくずしてしまうこともあります．介助者は，嚥下反射（「ゴックン」）が起こったら，すぐに次の食べ物を口に入れることができるように，次の一口をすくって準備しておくとよいです．

5. 飲み方・食べ方の工夫

(1) 水分の摂取方法

　液体は嚥下障害の人が最も誤嚥しやすいものの一つです．サラサラした液体はのどに流れ込んでいく速度が速く，「ゴックン」という嚥下反射の遅れなどがあると，タイミングが合わずに気管のほうへ流れていき，誤嚥の危険が増します．水やお茶などを飲むとむせを生じる場合には，トロミ調整食品を利用して液体にトロミをつけることで，のどに流れ込む速度を遅くして誤嚥を予防できます．市販されているトロミ調整食品は数多くあり，製品ごとにその特徴が異なるため，それぞれの使用法を確認したうえで，ダマにならないようにかき混ぜながら液体に入れます．トロミ調整食品の使用量は製品によって違いますが，スプーンですくって落としたときに，スーっと糸を引く程度（サラダ油，はちみつ状）の粘度としてみるとよいでしょう．トロミが濃すぎると口やのどの粘膜にくっつきやすく，かえってのどに残りやすくなるので注意が必要です．また，トロミ調整食品は添加する飲料や各製品によって粘度が安定するまでの時間が異なります．トロミがなかなかつかず，薄いからとすぐに添加量を増やさずに，5分程度時間をおき安定するのを待ちましょう．

(2) ご飯やお粥，おかずを食べるときの工夫

　ご飯やおかずを続けて食べるとのどに残りやすく，うまく咳払いができないとむせや誤嚥を起こしやすくなります．ご飯やお粥，おかずといったある程度粒があったり，パサつくようなものを食べるときには，ゼリーやヨーグルト，トロミ付きのお茶などすべりやすくて粒のないものと交互に食べると，口の中やのどに残った食べ物をゼリーなどが吸着して一緒に通過させることができます．このように異なる物性の食品を，交互に飲み込むことを「交互嚥下」と言います（第3章-2の「交互にゴックン」と同じです）．

　介助者は，ヨーグルトやゼリーはデザートとして食事の最後に食べてもらおうと考えることも多いようですが，利用者さんの嚥下機能が低下している場合は，「口やのどをきれいにする道具（食品）」と捉えて，交互嚥下を取り入れてみましょう．

6. 食べているときに観察したいこと

(1) 食べこぼしの有無

　食べこぼしは，口をしっかりと閉じることができないときにみられることが多く，左右いずれかの口角からこぼれています．こぼれやすい側の口角を指で下から上に押し上げて，口を閉じることができるように介助すると唇がしっかりと閉じ，咀嚼（そしゃく）中に食べこぼすことが少なくなります．

(2) むせの有無

　食事中にむせがみられるときには，まずしっかりと咳をして気道へ流れ込んだ飲食物を排出し，呼吸が落ち着くのを待ちます．「あー」などと発声を促して，声が出せることを確認したら食事を再開してみます．その後，どのような飲食物のときにむせるのかを確認します．水分なのか固形物か．水分であればトロミがついているのか・いないのか．固形物

であればバラバラになりやすいのか，あんかけなどのようにまとまりやすくなっているのかなどを確認してみましょう．

むせのタイミング（いつむせが起こるのか）を確認することも大切です．食べ始めの一口や水分などは嚥下反射（「ゴックン」）の前にむせることが多く，トロミをつけたり，ゼリーやヨーグルトなど食べやすいものを最初にすると，むせが少なくなります．嚥下後（「ゴックン」と飲み込み終わってから）しばらくしてむせる場合は，のどに残った飲食物が吸気と一緒に気道に流れることによって起こるため，飲み込んだ後に「おまけのゴックン」ともう一度つばを飲み込んでもらうようにするとよいです．

1）ガラガラ声の有無

食事中，あるいは食後にガラガラ声になってしまう場合は，飲食物がのどに残っているサインです．可能であれば咳払いを促し，難しいときにはつばを飲み込んでもらう（「おまけのゴックン」）か，ごく少量の水分やゼリーなどを一口食べてもらい，追加で嚥下（「ゴックン」）をしてもらい，のどに残っているものを飲み込めるようにします．最後にのどに残っていないか，発声を促して確認します．

2）顔色の変化や呼吸の変化

呼吸が急に速くなったり，呼吸困難がみられる，顔色や唇の色が悪くなるなどがみられるときはいったん食事を中止します．可能であれば強く咳をしてもらい，必要に応じて吸引を行います．改善がみられない，あるいは意識が低下する場合は医療機関へ連絡します．

❸ 食後に気をつけたいこと

食後は口の中に食べ物が残っていないかを確認し，口腔ケアを行います．すぐに横になってしまうと胃に入った食べ物が食道やのどのほうへ逆流しやすいので，食後1時間くらいは座位で過ごすか，ベッドアップして休むようにしましょう．

＜参考文献＞
1) 藤島一郎，谷口　洋，藤森まり子，他（編）：Q＆Aと症例でわかる！摂食・嚥下障害ケア．羊土社，2013
2) 小山珠美，芳村直美（監）：実践で身につく！摂食・嚥下障害へのアプローチ—急性期から「食べたい」を支えるケアと技術．学研メディカル秀潤社，2012
3) 向井美惠，鎌倉やよい（編）：摂食・嚥下障害ベストナーシング．学研メディカル秀潤社，2010
4) 市村久美子（編）：実践事例満載で，よく身につく リハビリナースの摂食・嚥下障害看護．メディカ出版，2010
5) 白坂誉子：Part 4 摂食・嚥下障害ケア＆口腔ケア．尾野敏明，中川ひとみ，白坂誉子，他（監）：看護技術・ケアの疑問解決Q＆A．学研メディカル秀潤社，pp118-139，2012
6) 藤島一郎（編著）：新版 ナースのための摂食・嚥下障害ガイドブック．中央法規出版，2013

第3章　家族や介護者にもできる口腔ケア・嚥下リハビリと注意点

4 知っておきたいリスク管理について

　この項では誤嚥性肺炎のリスク管理，窒息のリスク管理，低栄養・脱水のリスク管理について取り上げます．

1　誤嚥性肺炎のリスク管理

　誤嚥性肺炎は大きく二つのグループに分けられます．一つは食事に伴う誤嚥性肺炎で，もう一つは主に高齢者が起こすむせのない誤嚥（不顕性誤嚥：マイクロアスピレーション）が関係する誤嚥性肺炎です．いずれにしても大事なのは，誤嚥性肺炎のサインを見逃さないことです．

1. 食事に伴う誤嚥性肺炎

　嚥下障害のある方の場合，食事中のむせや咳はもちろん大事な誤嚥のサインですが，むせや咳は気道の中に入ってきた食べ物などを外に出そうとする自然な反応で，これらがあったからといって，すぐに肺炎に至るわけではありません．また高齢者の方に多いのですが，気道に食べ物の一部が入ってもむせないケースもあるため，むせていないからといって誤嚥していないとは限らないのです．

　食事の場面において特に注意してほしいのは，声の変化（湿性嗄声）と呼吸の変化です．食べ物を飲み込んだ後に「湿ったガラガラした声」がするとか，のどからゴロゴロとした音が聞こえるなどは，口の奥からのどにかけてうまく飲み込めない唾液や食べ物の一部が残っていることを示しています．この状態で息をしたり，次の一口を食べようとすると，のどに残ったものが気道に入ってしまう危険が高まります．こういった場合は，意識して咳をしてもらう（空咳），もう一度飲み込んでもらう（空嚥下）などして，のどに残っているものを外に出すか，食道に送り込んでもらうよう促す必要があります．食事中にむせがみられる場合は，どういった食材でむせたのかをよく観察し，むせない適切な食事の形態を選択することが大事です．

　食中・食後に息が荒く，呼吸がつらいような様子がみられるのも誤嚥性肺炎のサインです．気道に食べ物の一部などの異物が入ることで，十分に呼吸の機能を果たすことができないためにこのような症状がみられます．このような場合は血中の酸素飽和度も下がっていて，通常は90％台後半を示す値が90％前後まで落ち込んでいたりするときもあり，酸素飽和度を計るモニターがあれば，さらに確実にこの変化を捉えることができます．つまり，

息を吸って吐くという呼吸機能自体が低下していて，気道に入ってきた異物を吐き出す力が十分でない状態となっていることがあります．そのため安楽で息がしやすい姿勢（図1）をとるとか，呼吸機能を改善する訓練（口すぼめ呼吸・腹式呼吸など）（図2）や排痰訓練を普段から行っておくこともリスク管理として大事です．

胃に入った飲食物が食道を逆流してきて（胃食道逆流），それを誤嚥してしまうこともあり，リスク管理のうえで見逃せません．原因はさまざまありますが，加齢に伴い胃液の逆流を防ぐ機能が低下していることも大きな要素の一つです．胸やけの訴えやゲップが多いなどが胃食道逆流のサインです．胃内容物には胃酸が含まれているため，逆流してきたものを誤嚥してしまうと肺に大きなダメージを与えてしまいます．そのため大量に食事をしない，消化のよいものを食べるなどの工夫や，食後最低でも1時間は横にならない，もしベッドに横になるとしても60度以上のギャッジアップ角度を保って，上半身を起こしておくことなどが管理上必要です．特に口以外から栄養を補給しているケース（経鼻経管栄養・胃瘻など）では，リスク管理として重要です．

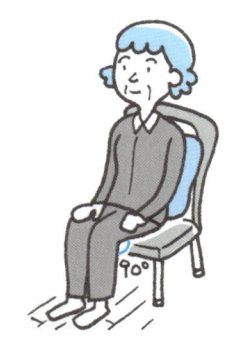

図1　安楽で呼吸がしやすい姿勢
図は座位の例．背もたれは肩甲骨のあたりの高さであると疲れにくい．両膝を90度に曲げた状態で両足底が床につく状態が望ましい．体が前後・左右に傾きやすい場合はクッションなどを背や両サイドに入れて調整する．基本は猫背になったりせず，リラックスして胸郭を広げられる姿勢．

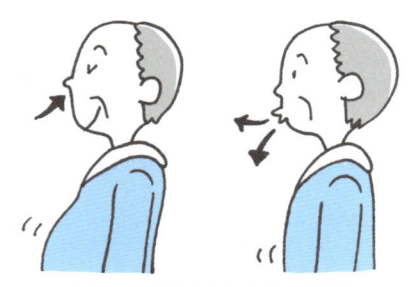

図2　呼吸を改善する訓練
口すぼめ呼吸・腹式呼吸．

2. 不顕性誤嚥（マイクロアスピレーション）

食事以外でも唾液を誤嚥して肺炎に至るリスクがあります．先ほどから述べているように，高齢者ではむせのない誤嚥があるケースが少なくありません．そのためむせ以外でも，誤嚥の兆候を捉えることが大事です．肺炎を起こすと炎症反応によって体温が上がるため，37度以上の熱が継続してある場合は誤嚥性肺炎が疑われます．誤嚥性肺炎があると痰がらみや咳も目立つようになります．聴診器で肺の音を聴くと「ゴロゴロ」「ゼロゼロ」といった異常な音が聴こえます．

夜中寝ているときに咳が多くみられる場合は唾液誤嚥が疑われます．そのほかにも発熱や咳などによって，エネルギーを消耗して体力が低下するため，全体に元気がないとか，食欲が低下する，食事にかかる時間が増えるなどのサインもあらわれてきます．対象者の全体をよく観察して，普段との違いを見分けることがポイントです．

誤嚥性肺炎の予防としては，口腔ケアを行って口の中をきれいに保つことが第一です．口の中が汚れていると細菌が繁殖してしまうため，汚染された唾液を誤嚥することで肺炎

に至るリスクがより高まります．そのため食前・食後はもちろん，口腔ケアをこまめに行うことで肺炎のリスクを減らすことができます．ベッド臥床時の対応としては，頭部が後ろに反り返ったりしないよう枕の位置を調整し，軽く顎を引いた姿勢（頸部前屈位）を保持することで唾液誤嚥を予防することや，頭側のベッド角度を 15～20° 上げて，胃食道逆流による誤嚥を防ぐなどの工夫も効果的です．

全身の体力を改善することもリスク管理として大切です．寝ている機会が多いと体力が低下して，摂食嚥下機能も弱まり体の抵抗力も落ちるので，起きて活動する機会を意識的に多くとり，生活のメリハリをつけることも大事なことです．先に挙げた呼吸機能訓練や排痰訓練も，咳をする能力や痰を排出する能力を改善するために有効です．

❷ 窒息のリスク管理

高齢者や嚥下障害のある方の場合，食事の際に窒息を招くリスクがあります．特に認知症や脳血管障害の既往があり，注意力が低下している方のリスクが高いです．適切な量の食べ物を口に入れて，よく噛み，飲み込むといった一連の動作が確実に行えずに，多量の食べ物を口に入れる，まだ口の中に食べ物が入っているのに次の一口を詰め込む，よく噛

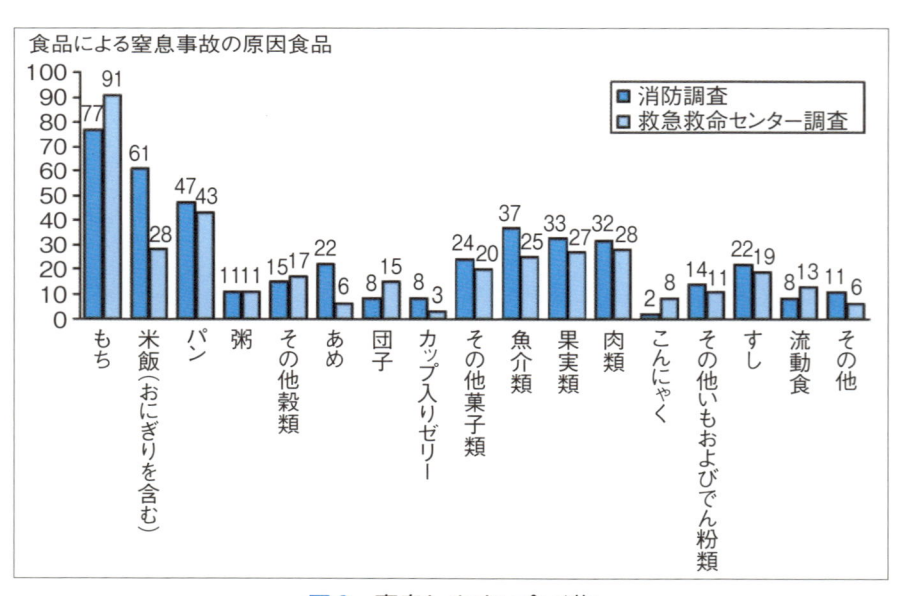

図3 窒息しやすい食べ物

（注）2006 年 1 年間の事故例を収集した調査結果．対象は消防本部（東京と各政令市，18 のうち 12 から有効回収）および全国の救急救命センター（204 のうち 75 から有効回収）．消防調査の 724 例の事故のうち 65 例が死亡，救急救命センター調査の 603 例の事故のうち 378 列が死亡．消防隊の処置によって死に至らなかった場合に一般病院に搬送され，重症例が救急救命センターに搬送されるので，救急救命センター調査の死亡比率は高くなっている．原因食品のカウントは重複を含み分類不能を除く．

（資料）厚生労働省特別研究「食品による窒息の現状把握と原因分析」（平成 19 年度）

まずに飲み込むなどで，食べたものをのどに詰まらせてしまうことがあります．窒息を予防するため，窒息しやすい食べ物（図3）を避ける，一口量が多くならないように小さめのスプーンを使うなどの工夫や，食事のペースが乱れないように声かけするなどのかかわりが必要です．食べている途中に他のことに気が向いて急に姿勢を変えるとか，しゃべってしまう（口の中に食べ物がある状態で必要以上に呼吸をしてしまう）ことで窒息を招くこともあるので，気を散らすことなく食事に集中できるような環境を提供することも大事です．

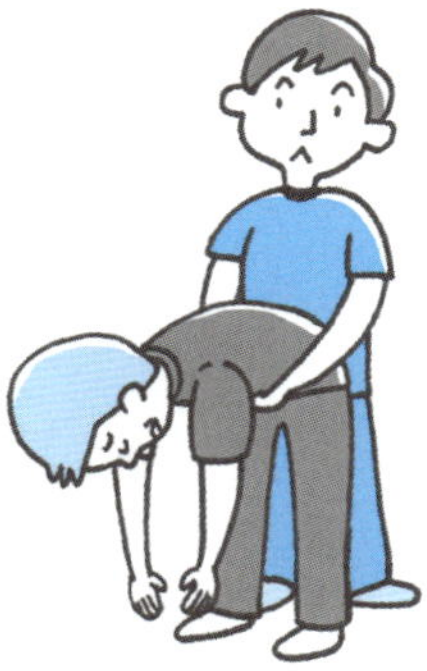

図4　ハイムリッヒ法
1. 背部から腹部に両手を回す．
2. 片手で握り拳を作り，親指を内側にへそとみぞおちの間に当てる（胸骨に触れないよう注意）．
3. もう一方の手で握り拳をしっかりつかむ．
4. 両手を強く引き締めて，上・内向きに腹部を圧迫する．

　それでもなお，窒息を起こしてしまった場合は，緊急処置として詰まった食べ物を指でかき出す（指拭法），口を下に向けて背中を叩く（背部叩打法），ハイムリッヒ法（図4），吸引（吸引器を用いる）が有効です．救急隊員が到着するまでに，これらの処置を行うことで，窒息による致死率を下げることが期待されます．

3　低栄養・脱水のリスク管理

　摂食嚥下障害のある方の場合，十分な栄養や水分摂取ができずに低栄養や脱水に至るリスクが高く存在します．低栄養・脱水を原因とした全身症状として，体重減少，低血圧，尿量減少，発熱，皮膚や口腔内乾燥などがみられ，随伴症状として気力・体力減退，注意力低下，傾眠（覚醒が悪い）などが出現します．低栄養・脱水が続くことで，体力・筋力・免疫力とも低下し，摂食嚥下機能の弱体化を招くとともに呼吸・排痰能力も低下し，誤嚥性肺炎のリスクが急激に高まります．体内のタンパク質の低下はるい痩（極度のやせ）を招き，体動も難しくなることでADL（日常生活動作）に支障をきたし，褥瘡の発生のリスクも高めます．そのため低栄養・脱水の有無について注意深く観察し，異常を発見したら速やかにかかりつけ医や訪問看護師との連携を行うことが重要です．

　低栄養の基準としてはBMI（体重（kg）÷身長（m）^{2}）で18.5未満，血中アルブミン値が3.0 mg/dl以下が一つの目安となります．1日尿量が500 ml以下である場合は脱水が疑われます．1カ月間で5％以上の体重減少がある場合は，低栄養に傾きつつあることを示しており，問題視すべき状態です．一日に必要な栄養・水分量の計算方法の例を表1，表2に示します．

表1　エネルギー必要量

エネルギー必要量＝エネルギー消費量±エネルギー蓄積量
- 全エネルギー消費量TEE：（一日の必要栄養量）
  BEE×活動係数×ストレス係数
- 基礎エネルギー量BEE：
  Harris-Benedictの式
  男性：66.47＋13.75 W＋5.0 H－6.75 A
  女性：655.1＋9.56 W＋1.85 H－4.68 A
  　W 体重（kg）　H 身長（cm）　A 年齢
- ストレス係数：
  飢餓状態0.6〜1.0, 骨折1.1〜1.3, 重症感染症1.5〜1.6, 多発外傷1.4, がん1.1〜1.3　など
- 活動係数：
  寝たきり1.0, ベッド上安静1.2, ベッド外活動1.3〜1.4

①基礎エネルギー量（BEE）をハリスベネディクトの式から求める．
②得られたBEEの値にストレス係数・活動係数を乗じた全エネルギー量（TEE）が必要栄養量（目安）

（聖隷嚥下チーム：嚥下障害ポケットマニュアル 第3版．医歯薬出版株式会社，p91, 表5-5, 2013を一部改変）

表2　必要水分量

①35 ml×体重（kg）
　高齢者→30 ml, 若年者→40 mlで計算
②1 ml×エネルギー栄養摂取量（kcal）
概算：
　若年男性　2,500 ml/日
　成人男性・若年女性　2,000 ml/日
　成人女性　1,800 ml/日
　高齢者　1,500 ml/日
　超高齢者　1,200 ml/日
　※いずれも心不全等状態で要調節

（聖隷嚥下チーム：嚥下障害ポケットマニュアル 第3版．医歯薬出版株式会社，p91, 表5-6, 2013）

　低栄養・脱水が重度である場合は，入院して点滴治療が第一選択となりますが，そうでない場合の栄養管理としては，上記の計算で得られた必要栄養量・水分量が補給できるようにマネジメントすることが重要です．摂食嚥下障害のある方の場合は，口から十分な栄養・水分を摂ることが難しいケースもあるため，経鼻経管栄養を並行して行うことも考慮しなければなりません．経管栄養に用いる栄養剤はさまざまな種類があり，人それぞれに相性があって，下痢を招くリスクもあるため注意が必要です．

　また，低栄養・脱水に至った要因として下痢や便秘がある場合があります．栄養・水分を取り込むことだけでなく，排泄状態についても十分観察し，それらの原因を特定して取り除くこともリスク管理として大事です．

第3章　家族や介護者にもできる口腔ケア・嚥下リハビリと注意点

5 胃瘻周囲の皮膚トラブルへの対処

1 はじめに

　胃瘻周囲の皮膚トラブルへの対処は，その原因を除去することが最も大切です．原因は大きく分けて二つあります．一つは管による圧迫，もう一つは栄養剤や消化液（胃液などのこと）の漏れです．

2 胃瘻とは

　口から食事をとれない方のために，直接，胃の中に栄養剤を入れるためにお腹につけた管のことを言います．胃瘻は内視鏡を使った手術でつくります．管は医師に定期的に交換してもらいます．

3 胃瘻の構造

　管によって圧迫されるとはどういうことか理解するために，まず胃瘻の構造を理解しましょう．図1のように，胃瘻の管はお腹の皮膚から胃の壁を貫通しています．皮膚から出ている留め具を外部バンパー，胃の中の留め具を内部バンパーと呼びます．このように，外部と内部のバンパーでお腹の皮膚と胃を挟んでいることがわかります．

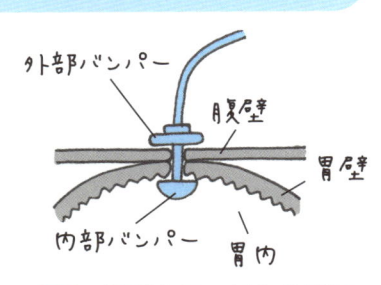

図1　胃瘻カテーテルの構造

4 固定には"あそび"をもたせる

　胃瘻の周りから漏れや浸出液（しんしゅつえき）と呼ばれる液体が出てくると，隙間があるのではないかと誤解して，外部バンパーの締め付けをきつくしたり，管を太いものに変えたりしてしまうことがあります．ところが原因は逆で，締め付けられて血の巡りが悪くなって，傷ついた組織から出ている浸出液なのです．
　この場合，いくら外部バンパーを締め付けても管を太くしても，組織は痛めつけられてますますひどくなるばかりです．外部バンパーは皮膚から1〜2cmのあそびがある状態で

85

あること確認し（図2），管をそっと中に押し込んで固定します（図3）．これは，皮膚よりさらにデリケートな胃の粘膜が圧迫されないようにするためです．外部バンパーの当たっている部位の皮膚が赤くなったり，ただれたりしているときは，胃の粘膜はもっとひどい状態になっていると考えられます．

皮膚と外部バンパーの間にガーゼを重ねて当てているのをみることがありますが，これも同じ理由でよくありません．基本的に胃瘻の周りにはガーゼは必要ありません．

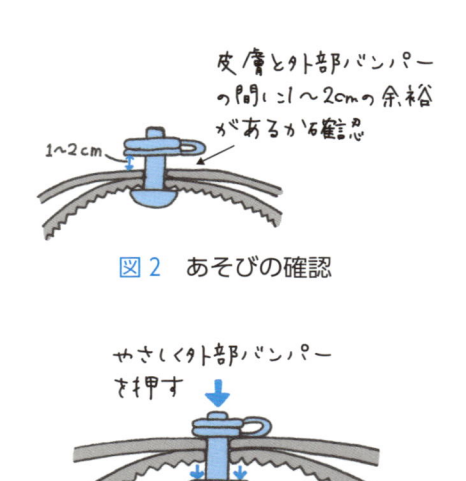

図2　あそびの確認

図3　胃粘膜の除圧

5　浸出液への対応

浸出液のある場合は，図4のようにティッシュペーパーを割いてこよりにして，胃瘻の周りに巻きつけるとよいでしょう．ガーゼよりもティッシュペーパーのほうが吸収した水分を蒸発しやすいため，浸出液が皮膚に付着するのを少なくすることができます．また，経済的にも安価ですので，汚れたらこまめに取り換えやすいというメリットもあります．

浸出液が多く，こよりの交換で対応し切れない量の場合は別の対応が必要です．図5のような皮膚保護剤を貼ることで，皮膚を保護し浸出液や栄養剤の汚染から皮膚を守ることができます．すでにびらんがひどく，皮膚保護剤がつかないような状態では皮膚保護パウダー（図6）と皮膚被膜剤（図7）を併用します．

1〜2週間これらのケアを行ってもよくならない場合は，まずは胃瘻を管理している医師にみてもらいましょう．さらに必要があれば，皮膚科などの専門家に相談するとよいでしょう．

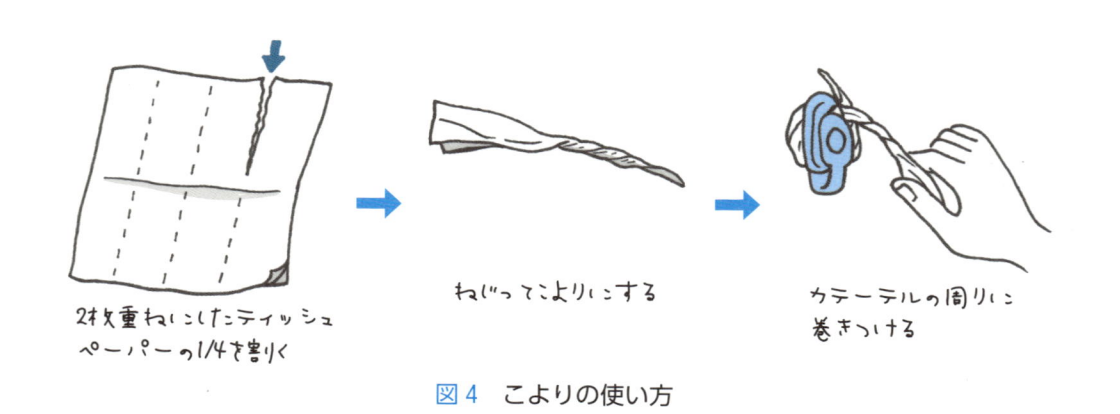

図4　こよりの使い方

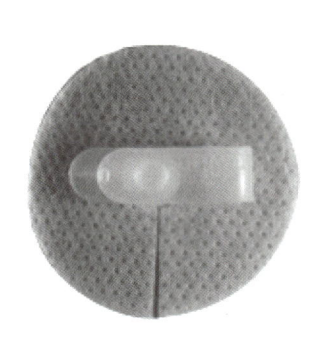

図5 板状皮膚保護剤
（ペグケアー，アルケア株式会社）

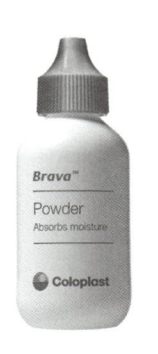

図6 皮膚保護パウダー
（ブラバパウダー™，コロプラスト株式会社）

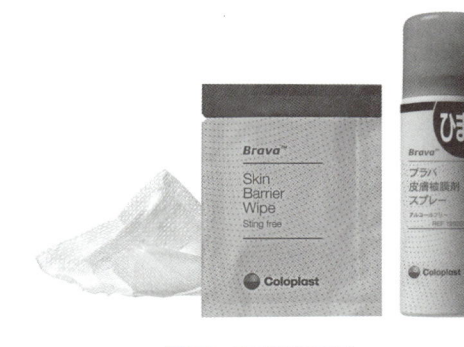

図7 皮膚被膜剤
（左：ブラバ™皮膚被膜剤ワイプ　右：ブラバ皮膚被膜剤スプレー，コロプラスト株式会社）

6　体型が変わったら

　胃瘻をつくった当初は，ちょうど良い位置や管の長さだったはずなのに，後に合わなくなってしまうこともあります．例えば，食事を十分にとれない状況で胃瘻をつくり，胃瘻からしっかり栄養がとれるようになると，体重も増え，お腹周りもふくよかになってきます．お腹の皮下脂肪が増えることで，管がある部分のお腹の壁も厚くなるので，管がきつくなってしまいます．バンパーがお腹にくい込んだり，お腹のしわにバンパーが埋もれてしまい圧迫やむれによる皮膚トラブルの原因となります．この場合は，管の長さの調節が必要です．チューブ型（図8）であれば，簡単に調節することができますが，ボタン型（図9）の場合は，長さが決まっているので管自体を交換しなくてはなりません．

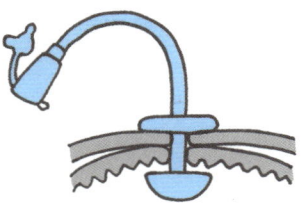

図8　胃瘻カテーテル―チューブ型

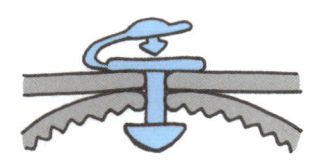

図9　胃瘻カテーテル―ボタン型

7　栄養剤の漏れへの対応

　栄養剤が漏れてしまう原因には，①1回の栄養剤や水分の注入量が多い，②前回の栄養剤注入からの時間間隔が短い，③消化吸収能力の低下，④ガスの貯留が考えられます．栄養剤注入前に栄養剤やガスが吸引されないか確認し，利用者さん本人の消化吸収能力に応じた量や間隔を設定しましょう．それでも漏れる場合は，半固形化栄養剤と呼ばれるゲル状の栄養剤に変えることで，漏れにくくなる場合もあります．改善困難な漏れが続く場合は，いったん管を抜去して孔が小さくなるのを待って入れ直すこともあります．

8　皮膚の洗浄

　通常は入浴のときに，他の皮膚と同じように石鹸の泡でなでるように洗い，よくすすぎます．入浴日以外でも，できれば1日1回石鹸洗浄することが望まれます．
　洗浄後は水分を軽く押さえ拭きます．外部バンパーが回転することを確認して，1～2cmのあそびを持たせて固定しましょう．

　＜参考文献＞
　1）岡田晋吾（監）：胃ろう（PEG）のケアQ＆A．照林社，2005
　2）ストーマリハビリテーション講習会実行委員会（編）：ストーマリハビリテーション 実践と理論．金原出版，2006

第3章　家族や介護者にもできる口腔ケア・嚥下リハビリと注意点

6 下痢への対応はどうする？

1 はじめに

　下痢への対応は，下痢の原因を取り除くことです．ですから，まず原因が何であるかを探し当てる必要があります．原因がはっきりしない場合，下痢が継続する場合は，背景に病気を持っているかもしれません．明らかな原因が見当たらない場合は，腸内環境を整える治療とケアを行います．下痢に伴い便失禁（便が漏れること）してしまう場合は，肛門周囲の皮膚トラブルを防ぐスキンケアを行います．

2 原因に応じた対処

　健康な方でも，急に脂っこいものを食べすぎたときや，誤って古い食品を食べてしまって下痢をすることはあります．これは原因となるものを便として出し切ってしまえば治まります．一般的には，下痢が治まるまで食事を控えます．食事を始めるときは，消化のよいもの，温かいものを少しずつ取るようにします．水分はスポーツドリンクのように，電解質（塩分やカリウムなど）を身体に吸収しやすい割合で含んだものを利用すると便利です．小児や高齢者では，下痢による水分と電解質の不足から重篤な状態になってしまう危険性がありますので，早めに医療機関を受診しましょう．

1. 病気による下痢

　下痢の他にも症状がある場合は，病気の可能性を考えます．特に，嘔吐や腹痛，発熱（一般的に体温37.0度以上）がないかを確認しましょう．ノロウイルスなどの感染性の下痢の場合は，排泄物（便や嘔吐物など）が感染源となるので，関わる人のすべてが感染を広げないための対処を徹底して行う必要があります．

　ご家族や入居施設などで，同じ時期に下痢の症状がある人が複数いる場合は，食中毒の可能性があります．

2. 治療薬による下痢

　癌の化学療法や，抗生物質などの薬の副作用で下痢になる場合もあります．下痢が始まった少し前に始めた薬があれば，原因である可能性があります．原因だとわかっていても，治療を中断するわけにはいかない場合が多いので，使用している薬に耐性（化学療法

や抗生物質で殺菌されない）を持つ整腸剤の投与と食事療法により，腸内環境の改善を図ります．

3. 栄養剤の成分による下痢

　胃瘻からの栄養剤注入を始めてから下痢になった場合は，栄養剤もしくは投与方法に原因がある可能性が疑われます．栄養剤が原因の場合には，いくつかの要素が考えられます．

①もともと乳製品で下痢をしやすかった人は，乳糖不耐症（乳糖を分解する酵素を十分に持っていない）の可能性があります．栄養剤は乳糖を含むものが多いので，乳糖不耐症を疑う場合は乳糖を含まない栄養剤に変更します．

②浸透圧の高い栄養剤の場合は，血液の浸透圧である 280 mOsm/l に近い浸透圧の栄養剤に変更します．

③脂肪分が多い，もしくは吸収しにくい状態の脂肪が含まれる栄養剤の場合には，脂肪の少ないものや吸収しやすい中鎖脂肪酸などを含むものに変更します．

4. 栄養剤の注入方法による下痢

　栄養剤の注入方法による下痢にもいくつかの原因があります．

①まず最初に確認するのは投与速度です．投与速度が速いと下痢の原因となります．一般的には，100 ml/h 以下が勧められています．

②栄養剤が冷たい場合も原因となります．通常は常温で保管し注入しますが，それでも下痢になる場合は，人肌程度に加温して注入してもよいでしょう．

③気をつけたいのは注入ルートの感染です．開封してから時間が経過した栄養剤を使用しないこと，容器やチューブは清潔な状態を保つことが大切です．

④栄養剤を開始する前は絶食（食事を取れない状態）であったなど，栄養状態が悪い場合には，小腸の消化吸収能力が落ちていて下痢をしやすいのです．このため，絶食期間はできるだけ短くし，小腸の栄養成分であるグルタミンだけでも補給しておくことが望まれます．そのうえで，少ない量の栄養剤をゆっくりと注入し，少しずつ量と速度を上げていきます．

3　腸内環境を整える

　どの原因の場合にも，腸内環境を整えることは共通して行います．腸内には，善玉菌と悪玉菌があります．下痢のある方の腸内は悪玉菌が優勢になっていることが多いので，善玉菌である乳酸菌などのプロバイオティクスや善玉菌のえさとなるプレバイオティクス（食物繊維やオリゴ糖）を補います（図1）．乳酸菌は整腸剤として医師に処方してもらうこともできます．

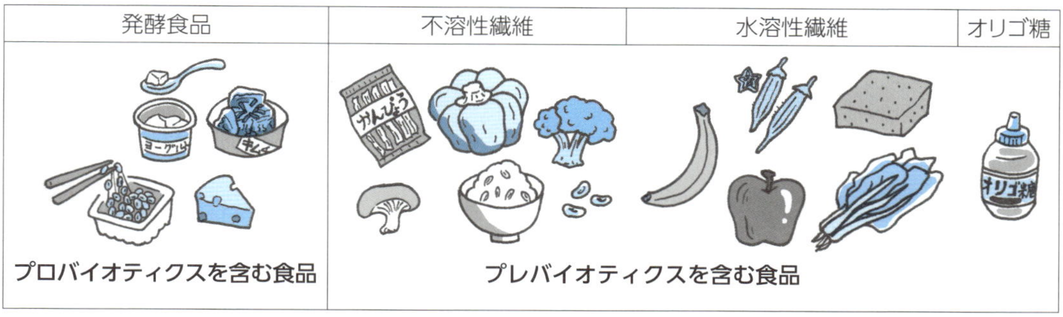

図1 プロバイオティクス，プレバイオティクスを含む食品

4 便失禁のスキンケア

　下痢便は消化酵素を含むため，たった2～3時間皮膚に付着しただけでも皮膚がただれてしまいます．先に述べたように，下痢自体を改善することが優先ですが，同時に皮膚障害を起こさないように予防的なケアを開始することが勧められます．

1. 便の皮膚への接触を避ける

　便が皮膚に接触するのを最小限にすることが肝要です．便失禁したら，すぐに便を取り除きましょう．とはいえ，自分で便が出たことがわからない方や伝えられない方は，介護者がにおいなどに気づくまでに，時間が経ってしまう場合もあるでしょう．そのためにも，直接便が皮膚につかないように皮膚被膜剤を塗っておくとよいです．

(1) 保険適用の軟膏

　軟膏のメリットは，保険適用であるため自己負担が少なくてすむことです．デメリットは医療機関への受診が必要です．主に使用されるのは亜鉛華軟膏で，皮膚に厚くのせるように使用します．洗浄するときは無理に擦らず，オリーブ油でなじませて拭き取った後，石鹸で洗浄します．

(2) 市販の皮膚保護剤

　市販の皮膚保護剤にはスプレー状のもの，クリーム状のものなどがあります．失禁専用のものは一般の店舗では手に入りにくく，ストーマ装具などの医療用品を取り扱う業者から購入することができます．安価とはいえませんが，失禁専用なので軟膏に比べると何度も塗り直す必要のないものなど，使い勝手のよい製品があります．

(3) 紙オムツ

　一般的な紙オムツは尿のようなサラサラの液体を吸収しますが，固形物は吸収できません．したがって，水様便は一般的なオムツでもかまいませんが，泥状便の場合は軟便用のパッド（図2）の適応となります．軟便用のパッドは表面がメッシュ状になっていて，泥状便が通過することができます．

また，非吸収性繊維の綿（図3）を紙オムツと皮膚の間にはさむことで，液体の便はこの綿に濾過されてから紙オムツに吸収され，皮膚に逆戻りする接触を防ぐことができます．

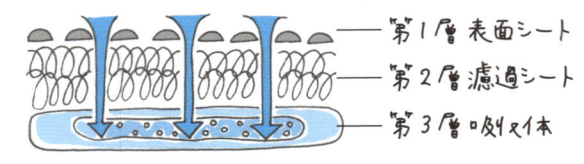

図2 軟便用パッドイメージ図

2. スキンケア
(1) 洗浄頻度
清潔が美徳と考えられがちですが，過度の洗浄は皮膚の表面を覆って守っている皮脂膜を奪ってしまい，かえって皮膚障害の原因となるのです．1日1回，多くても3回以下の洗浄頻度におさめることが勧められます．では，3回以上便失禁したときはどうしたらよいでしょうか？ 1度きれいに洗浄した後，前述した軟膏や皮膚保護剤を塗っておきます．次に排便があったときは，便を取り除き，微温湯で軽く流す程度にして軟膏や皮膚保護剤の取れてしまった分を塗り足します．これを繰り返します．

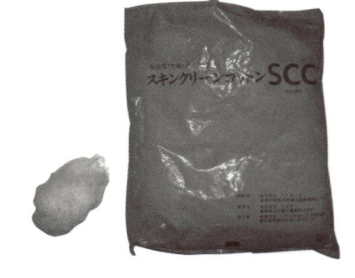

図3 スキンクリーンコットンSCC®（非吸収性繊維綿）
(TEIJIN)

(2) 洗浄剤
汚れ落ちのよさから考えると，アルカリ性の洗浄剤が優れています．ただし，失禁している方の皮膚はバリア機能が弱いので，できれば皮膚にやさしい弱酸性の洗浄剤が勧められています．ドラッグストアやスーパーで購入できるものにも弱酸性のものがあります．失禁ケア専用のものの中には，拭き取るだけで洗い流さなくてもよいものもあり，ケアが簡便です．これはストーマ装具などの医療用具を取り扱う業者などで購入できます．

(3) 洗浄方法
①便をやさしく取り除きます．
②洗浄剤の泡を皮膚にのせ，泡を転がすようにやさしくなでて洗います．
③洗浄ボトル1本分程度のたっぷりの微温湯をかけてよくすすぎます．
④押さえ拭きをします．
⑤軟膏や皮膚保護剤を厚く塗ります．

3. ただれてしまった皮膚のケア
ただれてしまった部分には，軟膏や皮膚保護剤がつきにくくなります．洗浄した後，ただれている部分に皮膚保護パウダーをつけてから，軟膏や皮膚保護剤をのせる方法があります．皮膚保護パウダーが浸出液を吸収し，皮膚を弱酸性に保つことで治りやすくなります．

＜参考文献＞
1) 日本看護協会認定看護師制度委員会創傷ケア基準検討会（編著）：スキンケアガイダンス．日本看護協会出版会，2002
2) 穴澤貞夫，後藤百万，高尾良彦，他（編）：排泄リハビリテーション―理論と臨床．中山書店，2009

嚥下関連用語集

食塊（しょっかい）：咀嚼運動を繰り返し，食物と唾液が混合され飲みやすい形になったもの．

空嚥下（からえんげ）：食べ物や飲み物を口に入れずに，少量の唾液のみを飲み込むこと．

窒息：食べ物をのどに詰まらせ，気道を食物が閉鎖し突然呼吸ができなくなること．

誤嚥：飲み込んだ食べ物や飲み物が，食道にいかず気管や肺に入ってしまうこと．誤嚥すると，むせるなどの症状を生じる．

不顕性誤嚥（ふけんせいごえん）：普通は，誤嚥するとむせるなどの症状を呈する．しかし，嚥下障害患者のなかには，誤嚥してもむせない患者が時々存在する．このような「むせない誤嚥」のことを不顕性誤嚥という．

誤嚥性肺炎：食べ物や飲み物が誤嚥することで生じる肺炎のことを指す．しかし，誤嚥すれば必ず肺炎になるわけではなく，誤嚥した内容，量，誤嚥した人の体力など複数の要因によって肺炎になるかどうかが決まる．

胃食道逆流：食べた食物や胃液などの胃内容物が食道に逆流すること．胃食道逆流がひどいときは，胃内容物を誤嚥し肺炎を生じることもある．

咽頭：上咽頭・中咽頭・下咽頭に分けられ，上咽頭は鼻腔からつながっており，中咽頭・下咽頭は空気および食物が通過する．嚥下時は，食べ物は中咽頭・下咽頭を通過し，食道へと運ばれる．

喉頭：咽頭の前および気管の上に位置し，声帯を含む．呼吸・発声時の空気の通り道である．

軟口蓋挙上不全：通常，嚥下反射や発声時に軟口蓋が挙上し咽頭後壁と接する．しかし，軟口蓋挙上不全があると鼻咽腔が閉鎖しないため，嚥下反射時に十分な嚥下圧を作れない，鼻咽腔へ食物が逆流する，鼻に空気がぬけた開鼻声などの症状を呈する．

湿性嗄声（しっせいさせい）：気道に食物残渣（食べかす）が残っている場合に出るガラガラした声．

嚥下反射：一般に「ゴックン」といわれる喉仏が上下に動く運動．健常者では一般に 0.5 秒程度と言われており，嚥下反射のタイミングと食べ物が咽頭に入るタイミングがずれると誤嚥性肺炎などの原因となる．

喉頭蓋反転：嚥下反射時に喉頭が前上方に移動し，それに伴い喉頭蓋が反転し食物が気道に入るのを防ぐ．

食物残渣：食べ物の一部が口腔内や咽頭に残っているもの．口腔内に残っているものは一般的に「食べかす」ともいわれる．

スクリーニング検査：嚥下障害を拾い出す比較的簡便な検査方法．代表的なものに改訂水飲みテストや反復唾液嚥下テストなどがある．スクリーニング検査ごとに長所・短所があり，その特徴を把握することは大切である．しかし，どのスクリーニング検査も完全なものはなく，スクリーニング検査のみで嚥下障害の有無を完全に把握することは困難である．

嚥下造影検査：X線透視装置を使用する検査で，バリウムの入った検査食品を食べて飲み込むことで，検査食品が口からのど（咽頭），そして食道へと流れていく様子を観察し，誤嚥やのどに検査食品の食塊が残っていないかなどを確認する．

嚥下内視鏡検査：細いファイバースコープを使用して，のどの状態を確認する検査である．軟口蓋や声帯の動き，経鼻栄養チューブの通過状況や，唾液や分泌物，食塊などがのどに貯留していないかなどを観察する．また，通常のお粥やゼリーなどの食品を使用して検査ができ，機動性が高く在宅でも検査可能である．

Body Mass Index（BMI）：体重（kg）÷身長（m）^{2}で計算された値．肥満やるい痩（極度のやせ）などを判断する指標の一つ．

嚥下体操：食べる前のストレッチや準備運動として首や顔の筋肉を動かす．

口腔ケア：歯磨きだけでなくスポンジブラシなどを用いて，食後のケアだけでなく食前にもケア行い口を清潔にすることで，唾液の分泌が促され食塊を形成しやすい状態になる．

〈編著略歴〉

武原　格
たけはら　いたる

化学療法研究所附属病院リハビリテーション科診療部長

経歴

平成 6 年 3 月	東京慈恵会医科大学卒業
平成 8 年 5 月	東京慈恵会医科大学リハビリテーション医学教室助手
平成 9 年 7 月	聖隷三方原病院リハビリテーション科医員
平成 12 年 7 月	東京都リハビリテーション病院リハビリテーション科医員
平成 14 年 8 月	米国ペンシルバニア大学リハビリテーション科留学
平成 17 年 11 月	東京慈恵会医科大学リハビリテーション医学教室講師
平成 18 年 9 月	東京慈恵会医科大学第三病院リハビリテーション科診療医長
平成 19 年 7 月	東京都リハビリテーション病院リハビリテーション科医長
平成 26 年 1 月	東京慈恵会医科大学リハビリテーション医学教室准教授
平成 26 年 4 月	化学療法研究所附属病院リハビリテーション科診療部長
	国際医療福祉大学臨床医学研究センター准教授
平成 27 年 4 月	国際医療福祉大学臨床医学研究センター教授

資格等

日本リハビリテーション医学会認定臨床医，専門医，指導責任者，代議員
日本摂食嚥下リハビリテーション学会評議員，学会認定士，監事
日本摂食嚥下リハビリテーション学会医療検討委員会委員長
東京摂食・嚥下研究会代表幹事

著書

「摂食・嚥下障害検査のための内視鏡の使い方」医歯薬出版，2010（共著）
「脳卒中・脳外傷者のための自動車運転」三輪書店，2013（共著）
他著書多数

ケアプランに活かす嚥下障害イラストブック

発　行	2015 年 4 月 15 日　第 1 版第 1 刷Ⓒ
編　著	武原　格
発行者	青山　智
発行所	株式会社 三輪書店
	〒113-0033　東京都文京区本郷 6-17-9　本郷綱ビル
	☎ 03-3816-7796　FAX 03-3816-7756
	http://www.miwapubl.com
装　丁	株式会社イオック
印刷所	三報社印刷 株式会社

本書の内容の無断複写・複製・転載は，著作権・出版権の侵害となることがありますのでご注意ください．

ISBN 978-4-89590-513-8　C 3047

JCOPY　＜(社)出版者著作権管理機構　委託出版物＞
本書の無断複製は著作権法上での例外を除き禁じられています．複製される場合は，そのつど事前に，(社)出版者著作権管理機構（電話 03-3513-6969, FAX 03-3513-6979, e-mail：info@jcopy.or.jp）の許諾を得てください．

■ 知らず知らずのうちに危険な嚥下食になっていませんか?!

在宅生活を支える!
これからの新しい嚥下食レシピ

好評

江頭 文江（地域栄養ケアPEACH厚木 代表）

　地域に密着し、赤ちゃんから高齢者まで豊富な訪問栄養指導の経験を持つ著者が贈る、これからの新しい嚥下食レシピが誕生しました!
「入院前までは普通食を食べていたのに、入院したらミキサー食になってしまった」「食べる時間が1時間もかかってしまう」「食事中に激しくむせてしまう」「調理時間の短縮方法はないかしら」「お肉を安全に食べさせたい」
　在宅で食べることに困っている方のこんな想いと疑問にすべて応えます! 安心して食べるための基礎知識、みんなが聞きたいQ&A、そして在宅ならではの調理の裏技も満載!
　医療職、介護職、そしてご家族の方にも必読の一冊です。

■主な内容

第1章 嚥下食! 常識のウソ! ホント!
- Q1 きざみ食は嚥下食に適している?
- Q2 飲み込む機能が低下した人にとって、一番飲み込みやすいのは「水のようなサラサラした液体」である?
- Q3 とろみをつければ安全である?
- Q4 嚥下食はおいしくない?

第2章 安心して食べるために知っておきたい基礎知識
1. 口の働きを知る—食べる、しゃべる、息をする
2. 当たり前になっている「食べる」ということ—体験してみよう
3. どうして飲み込みにくくなるのか
4. 飲み込む力はどのくらい?—見極めのポイント
5. おいしく食べる3要素
   —料理、食べる機能や食環境、心身の安定と健康
6. おいしく食べる口作り
7. 食前の準備運動
8. 嚥下食って何だろう?
9. 食べ方,食べさせ方のこんなコツ
10. 「むせ」と「詰まらせる」を混同していませんか?
    対処法を知っておこう
11. 誤嚥を防ぐ口腔ケア
12. 栄養や水分も過不足なく!

第3章 安心して食べるためのチェックリスト
1. 毎回食べる前に行いたいチェックリスト
2. 食べる機能の低下を早く発見するために、日頃から意識していたいチェックリスト

第4章 嚥下食作りのポイント
1. 飲み込みやすくするための調理の工夫
2. 切り方の工夫で噛みやすくする
3. 大きさではなくかたさに注意!
4. パサパサ料理は飲み込みにくい
5. 油脂を加えて口当たり滑らかに
6. つなぎの利用! 食塊をイメージしよう!
7. とろみをつける
8. 市販食品はこう扱う!
9. ミキサーの種類と扱い方のポイント
10. 目で見て食欲アップ! おいしく食べる

第5章 嚥下食レシピ
- レシピNo.1 鶏団子の雑煮
- レシピNo.2 パンプリン
- レシピNo.3 あんかけチャーハン
- レシピNo.4 白粥（のり佃）
- レシピNo.5 れんこん焼売
- レシピNo.6 牛肉の野菜巻き
- レシピNo.7 豚肉の角煮
- レシピNo.8 白身魚のかぼちゃ包み
- レシピNo.9 鮭とホタテのテリーヌ
- レシピNo.10 照り焼きハンバーグ&にんじんグラッセ
- レシピNo.11 えびしんじょ
- レシピNo.12 茶碗蒸し
- レシピNo.13 温泉卵&わかめソース
- レシピNo.14 ふろふき大根のツナ味噌
- レシピNo.15 なす酢味噌和え
- レシピNo.16 長いもサラダ
- レシピNo.17 乾麺のゼリー寄せ
- レシピNo.18 かぶの肉詰め
- レシピNo.19 ひじきの白和え
- レシピNo.20 トマトのフレンチサラダ
- レシピNo.21 ほうれん草のごま和え
- レシピNo.22 納豆のおろし和え
- レシピNo.23 アボカドとまぐろのサラダ
- レシピNo.24 いわしつみれ汁
- レシピNo.25 ポタージュスープ
- レシピNo.26 スイートポテト
- レシピNo.27 ずんだもち風
- レシピNo.28 りんごコンポート
- レシピNo.29 豆乳プリン
- レシピNo.30 お茶ゼリー

第6章 こんなときどうする? みんなが聞きたいQ&A
- Q1 食材別に、使える食材とそうでない食材の選び方や具体的な調理の工夫を知りたいのですが…
- Q2 毎食、お粥の炊き上がりが異なってしまいます
- Q3 食べている途中でお粥が水っぽくなるのですが…
- Q4 パンが好きなのですが、いい調理方法はありませんか?
- Q5 麺類を食べたいのですが、何か良い方法はありますか?
- Q6 魚はいつも食べにくい気がします。良い工夫はありますか?
- Q7 肉を食べたいのですが、何か良い方法はありますか?
- Q8 鶏団子がうまくまとまらないのですが、どうしてでしょうか?
- Q9 とうがんをやわらかく煮たのに、かたいと言われてしまった。どうしてでしょうか?
- Q10 ほうれん草や小松菜など葉ものの調理の工夫の仕方を教えてください
- Q11 揚げ物を食べたいのですが、良い方法はありませんか?
- Q12 ひじきなどの海藻類をどうやったら食べられるのでしょうか?
- Q13 じゃがいもをつぶしただけでは、ポソポソするような気がします…
- Q14 寿司を食べたいのですが、どうしたらいいですか?
- Q15 果物が好きなのですが、食べられる果物やその工夫の仕方を教えてください
- Q16 パッククッキングって何ですか?
- Q17 全然噛まないのですが、どうしてですか?
- Q18 なかなか食事を食べてくれません

- コラム① 電子レンジ、使いこなしていますか?
- コラム② あると便利! 小さなヘラと小さな泡立て器
- コラム③ ポーチドエッグ
- コラム④ 日本人は麺類が大好き!
- コラム⑤ 玉ねぎの使い方
- コラム⑥ 練りごまの活用法
- コラム⑦ おろし器
- コラム⑧ アボカド
- コラム⑨ ジャム
- コラム⑩ プリンの話
- コラム⑪ 甘くないお茶ゼリー

●定価（本体1,800円+税） B5 頁128 2008年 ISBN 978-4-89590-312-7

お求めの三輪書店の出版物が小売書店にない場合は、その書店にご注文ください。お急ぎの場合は直接小社まで。

〒113-0033
東京都文京区本郷6-17-9 本郷綱ビル

三輪書店

編集☎03-3816-7796　FAX03-3816-7756
販売☎03-6801-8357　FAX03-6801-8352
ホームページ：http://www.miwapubl.com